Helga M. Käsler-Heide · **Diagnose: Tod und Sterben**

Springer

Berlin
Heidelberg
New York
Barcelona
Hongkong
London
Mailand
Paris
Singapur
Tokio

Helga M. Käsler-Heide

Diagnose:
Tod und Sterben

Mit 5 Abbildungen

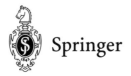 Springer

Dr. Helga M. Käsler-Heide
Holbeinweg 8
72076 Tübingen

ISBN 3-540-65540-9 Springer-Verlag Berlin Heidelberg New York

Die Deutsche Bibliothek – CIP-Einheitsaufnahme
Käsler-Heide, Helga:
Diagnose: Tod und Sterben: Gespräche mit unheilbar Kranken,
Angehörigen und Hinterbliebenen/Helga Käsler-Heide. – Berlin;
Heidelberg; New York; Barcelona; Hongkong; London; Mailand;
Paris; Singapur; Tokio: Springer, 1999
    ISBN 3-540-65540-9

Umschlaggestaltung: de'blik, Graphic Design, Berlin
Satz: Fotosatz-Service Köhler GmbH, Würzburg
SPIN: 10678342   26/3134 – 5 4 3 2 1 0 – Gedruckt auf säurefreiem Papier

Dank

Mein größter Dank gilt meinem Mann, der mir wieder einmal aufs neue mit konkreten Ratschlägen zur Seite stand, mit seinem analytischen Blick Lücken entdeckte und mir durch sein medizinisches Wissen viele wichtige Hinweise gab.

Wie immer danke ich Herrn Peter Klug für seine Hilfe als Lektor. Herr Johannes Rau war schnell und unkompliziert bereit, mir viel aus seiner Erfahrung aus der Kinderonkologie zu berichten, und Herr Dr. Fischer-Fröhlich gab mir wertvolle Hinweise aus seiner Erfahrung mit der Organtransplantation. Herrn Prof. Dr. Dr. Fritz Muthny verdanke ich viele Anregungen durch sein Trainingsseminar E. D. H. E. P. Mein Dank gilt auch Herrn Dr. Bürger von der Landespolizeidirektion Tübingen, der mir den Blickwinkel der Polizei nahebrachte.

Außerdem möchte ich Frau Dr. Berger vom Springer-Verlag für die freundliche Zusammenarbeit danken.

Inhaltsverzeichnis

KAPITEL 1

Warum und für wen dieses Buch?   1

Tod und Sterben sind Tabuthemen in unserer Gesellschaft. Kaum ein Mensch konfrontiert sich gerne damit. Unsere Gedanken daran sind uns unangenehm und machen angst. Am liebsten wären wir unsterblich, und wenn das schon nicht möglich ist, dann wären wir gerne fit und faltenlos bis ins hohe Alter, in dem uns ein schneller schmerzloser Tod ereilen soll.

Die natürliche Angst vor Sterben und Tod und das gesellschaftliche Ideal, jung, schön und leistungsfähig zu sein, wirken zusammen: Der Tod wird immer störender. Längst ist er aus den eigenen vier Wänden ins Krankenhaus vertrieben worden, und selbst dort ist – im wahrsten Sinne des Wortes – kein Platz. Nur in wenigen Krankenhäusern gibt es einen eigenen Raum für Sterbende und ihre Angehörige, wo sie in Ruhe voneinander Abschied nehmen können. Der Ausdruck „Krankenhaus" wird sehr wörtlich genommen – auf Verstorbene und deren Hinterbliebene ist man nicht eingestellt. Niemand will mit dem Tod allzunah oder allzulang in Berührung kommen.

Die gesellschaftliche Verleugnung des Todes spiegelt sich selbst bei denjenigen Berufsgruppen wider, die mit diesem Thema im Alltag konfrontiert werden. Alle Menschen, die im medizinischen Bereich arbeiten, aber auch Polizeibeamte, Feuerwehrleute und Seelsorger, erleben den Tod oft hautnah mit. Doch die allgemeine Verleugnung zeigt sich bereits in der Ausbildung von Ärzten. Während Polizeibeamte und Seelsorger in unterschiedlicher Weise auf den Umgang mit Tod und Sterben vorbereitet werden, läßt man die angehenden Ärzte während des Studiums damit im Stich. Techniken der Gesprächsführung, die Übermittlung der Todesnachricht und der Umgang mit Trauernden werden – wenn überhaupt – nur peripher abgehandelt.

Dabei sammelt jeder Mensch viele Erfahrungen mit dem Thema Trauer. Wir sehen nicht nur im Film, wie Menschen trauern. Auch wir selbst haben viele Abschiede hinter uns. Wir haben Abschied genommen von der Kindheit, von Klassenkameraden, von Wohnungen und Städten und haben vielleicht auch schon Sterbefälle innerhalb des eigenen Verwandten- oder Bekanntenkreises miterlebt. Dies alles prägt unsere Vorstellung davon, wie Trauer zu verlaufen hat.

Mit dieser Vorstellung begegnen wir Trauernden, ohne genauer zu hinterfragen, was sich hinter dem großen Komplex Trauer an unterschiedlichen Gefühlen, Gedanken und Verhaltensweisen verbergen kann. Die eigene „Normalität" wird zu unserem Maßstab.

Ein Gespräch mit Betroffenen ist deshalb immer geprägt durch unsere Erwartung, durch das, was wir über Trauerverhalten gelernt haben, und auch durch unsere eigenen Ängste. Mit diesem Paket belastet, gehen wir auf Trauernde, Schwerkranke und deren Angehörige zu. Diese Erfahrungen sind – für sich gesehen – nicht gut oder schlecht. Wir sollten uns nur darüber im klaren sein, daß all dies nur *ein* Baustein in unsererem Verhalten im Umgang mit Betroffenen sein kann.

Den anderen Baustein bildet unser Handwerkszeug, d. h. unser Wissen um die Techniken der Gesprächsführung (Was gibt es für Kommunikationsregeln? Wie kann ich mit den Betroffenen sprechen?) und um die psychischen Vorgänge bei der Konfrontation mit Sterben und Tod (Was kann in den Betroffenen vorgehen? Auf welche Reaktionen muß ich mich einstellen?).

Um den psychischen Hintergrund und den Ablauf der Trauer verständlicher zu machen, werde ich zunächst die Perspektive der Betroffenen genauer beleuchten. Was verbirgt sich hinter dem Begriff „Trauer", mit dem wir immer wieder umgehen müssen? Was ist „normale" Trauer, und ab wann wird sie „pathologisch"? Die theoretische Behandlung dieses Themas soll auch die Grundlage bieten, um die eigenen Anteile im Umgang mit Betroffenen besser beleuchten zu können. Deshalb tritt erst im Anschluß daran der Blickwinkel derer in den Vordergrund, die im beruflichen Zusammenhang mit Betroffenen sprechen müssen.

Die Einstellung zur Übermittlung der Diagnose einer lebensbedrohlichen Krankheit hat sich in den letzten Jahrzehnten stark gewandelt. Während in früheren Zeiten die Meinung vertreten wurde, daß den Kranken die Bedrohlichkeit ihres Zustandes nicht mitgeteilt werden sollte, ist heute die gängige Einstellung, daß die Patienten durchaus Bescheid wissen sollten.

Einem anderen Menschen eine schreckliche Nachricht überbringen zu müssen, wird mit und ohne Ausbildung immer sehr schwierig sein. Trotzdem können Leitlinien für die Gesprächsführung Orientierung und emotionalen Halt bieten. Wir können lernen, bewußt wahrzuneh-men, welche Botschaften uns die Trauernden senden und welche wir zurückgeben. Wie nehmen wir Nachrichten auf, und was erhöht die Auf-nahmebereitschaft der Betroffenen? Diese Leitlinien werde ich auf die Praxis bezogen darstellen

- im Gespräch mit schwerkranken Menschen, denen die Nachricht ihrer tödlichen Krankheit nahegebracht werden muß, wie es für viele Ärzte zum Alltag gehört,
- in der Begleitung unheilbar Kranker, einer Aufgabe, die u. a. auch Krankenpfleger und Seelsorger betrifft,
- im Gespräch mit den Angehörigen, die während der Krankheitspha-se wichtige Begleitpersonen sind und denen später die Todesnach-richt übermittelt werden muß, und schließlich
- im Gespräch mit Hinterbliebenen, die mit dem Tod ihres Angehöri-gen konfrontiert werden.

Dabei gehe ich auch auf die besondere Problematik im Gespräch mit Kindern und deren Todesbegriff ein.

Dank verbesserter Techniken und stärkerer Vorsichtsmaßnahmen sinkt die Zahl der Unfallopfer jährlich, während die Zahl der Suizidfälle, die um die Hälfte höher liegt, unverändert bleibt, nämlich bei ca. 13.000 Suizidanten pro Jahr. Hinterbliebene, die Angehörige durch Suizid ver-loren haben, sind neben der Trauer noch zusätzlich durch die gesell-schaftliche Tabuisierung des Suizids und durch starke Schuld- und Schamgefühle belastet. Auch dieses Thema soll hier diskutiert werden.

In manchen Fällen werden neben der Übermittlung der Todesnach-richt auch noch spezielle Fragen notwendig. Im Falle eines plötzlichen Todes bzw. Hirntodes kann die Bitte um Organspende gestellt werden, und in manchen Fällen wird aus medizinischen oder rechtlichen Grün-den eine Obduktion notwendig. Viele Ärzte befürchten, durch diese Fra-gen die Angehörigen noch zusätzlich zu belasten. Und tatsächlich rea-gieren viele Angehörige empört auf ein derartiges Anliegen. Doch spielt auch hier die Art und Weise, wie diese Fragen gestellt werden, eine erhebliche Rolle, sowohl für die akute Reaktion der Hinterbliebenen wie auch für die Stabilität ihrer Entscheidung.

Vor allem niedergelassene Ärzte werden häufig mit Angehörigen konfrontiert, die selbst nach vielen Jahren immer noch um die Verstor-benen trauern. Bevor jedoch ein Rezept ausgestellt wird, ist es wichtig, die Hintergründe, trauerspezifischen Auswirkungen und weitere Mög-lichkeiten im Umgang mit Trauernden zu kennen.

Die Bedeutung der Gespräche mit Hinterbliebenen konnte ich in einer eigenen Untersuchung über die langfristige Auswirkung von Trauer zeigen. 68% der Trauernden, die mindestens 4, aber bis zu 28 Jahren verwitwet waren, gaben an, auch nach diesem Zeitraum immer noch um ihren Partner zu trauern. Es waren keine Fälle von pathologischer Trauer, von tiefer Depression. Die Trauer hatte sich im Lauf der Jahre verändert und eine andere Qualität bekommen, doch war sie noch spürbar in dem Sinne, daß der Verstorbene in ihrem Leben fehlte. Es konnte gezeigt werden, daß die Trauerbewältigung maßgeblich abhängig war von der emotionalen Unterstützung und der sozialen Eingebundenheit der Hinterbliebenen.

Neben all dem Wissen um die Hintergründe von Tod und Sterben wird in medizinischen und psychosozialen Berufen die eigene Entlastung häufig vergessen. Hinweise auf das Recht auf die eigene Ruhe und Gesundheit sollen deshalb nicht zu kurz kommen. Möglichkeiten zur eigenen Entspannung werden im abschließenden Kapitel angesprochen.

Der Umgang mit Hinterbliebenen ist nicht nur Aufgabe des medizinischen Fachpersonals, niedergelassener oder im Krankenhaus arbeitender Ärzte und des Pflegepersonals. Auch Polizeibeamte, Feuerwehrleute und Seelsorger kommen immer wieder in die Rolle, die Todesnachricht überbringen und mit Hinterbliebenen sprechen zu müssen.

Deshalb will ich mich mit diesem Buch an *alle* Berufsgruppen wenden, die mit dem Thema Sterben, Tod und Trauer konfrontiert sind. Es soll konkrete Ratschläge zum Umgang mit Betroffenen in den unterschiedlichen Trauerphasen geben, aber auch theoretischen Hintergrund zu Trauer und Kommunikationsverhalten vermitteln.

Seit 14 Jahren begleite ich Trauernde, zum Teil in Therapie, zum Teil in Selbsthilfegruppen, und halte Seminare für medizinisches Fachpersonal zum Thema „Umgang mit Hinterbliebenen", nach dem European Donor Hospital Education Programme (Deutsche Stiftung Organtransplantation). Bislang traf ich auf keinen einzigen Arzt – vom AIP bis zum Chefarzt –, der jemals auf dieses Thema vorbereitet wurde. Dabei gibt es kaum einen Arzt, der nicht irgendwann in diese schwierige Lage kommt, anderen Menschen eine traurige Nachricht übermitteln zu müssen. Hilflosigkeit und Ängste machen sich breit, jeder versucht, sein Bestes zu tun, doch bleiben viele ihr Leben lang unsicher und „wursteln" sich notdürftig mit einem bestimmten Stil durch, den sie sich angewöhnt, selbst entwickelt oder von anderen übernommen haben, ohne wirklich zufrieden mit ihrem Verhalten zu sein.

Dieses Buch soll ein konkreter Ratgeber sein, für diese vielen unterschiedlichen Gesprächssituationen mehr Sicherheit vermitteln und helfen, die eigenen Ängste abzubauen.

Der Einfachheit halber und um langwierige Ausführungen zu vermeiden, habe ich hier auf die komplizierten Sprachmuster, die sich sowohl auf die weibliche wie auf die männliche Form beziehen, verzichtet. Zum Ausgleich der starken Präsenz männlicher Sprachmuster habe ich die Beispiele in erster Linie in der weiblichen Form verfaßt.

KAPITEL 2

Trauer 2

Das Leben beginnt mit dem ersten Abschied, dem Abschied aus dem Mutterleib. Im Laufe des Lebens häufen sich die Abschiedserfahrungen: der Abschied von Freunden, von der Schulzeit, von Wohnorten und von sterbenden oder verstorbenen Menschen. Wir lernen, mit dem Abschied umzugehen, sei es durch das Modell, das die Eltern und Verwandten oder andere Menschen im Umgang mit ihrer Trauer abgeben, oder durch eigene Erfahrung mit unseren Möglichkeiten und Strategien. Diese sind geprägt von den persönlichen Ressourcen, den Stärken und Bewältigungsmechanismen, die uns im Falle eines Abschieds zur Verfügung stehen. Auf diese Weise bilden wir uns eine Vorstellung davon, wie Trauer abzulaufen hat.

Menschen zeigen bei jeder Form von Abschied Trauerreaktionen, auch wenn die Auswirkungen oft nicht in dem Maße ins Bewußtsein dringen wie beim allmählichen Abschied vom eigenen Leben nach der Nachricht über eine unheilbare Krankheit oder dem Abschied von einem geliebten Menschen durch Tod.

Das Besondere an diesem Abschied ist die Endgültigkeit. Wenn sich zwei Menschen scheiden lassen, kann das für beide eine ungeheure persönliche Kränkung sein. Viele entwickeln das Gefühl, nicht gut genug gewesen zu sein oder versagt zu haben. Doch die beiden Geschiedenen können nach wie vor miteinander streiten, sich auseinandersetzen, vielleicht auch irgendwann mal wieder lachen. Im guten wie im bösen Sinne können sie Leben miteinander spüren. Und rein theoretisch bleibt immer noch die Hoffnung auf eine Versöhnung.

Der Tod eines Menschen ist – vom Suizid abgesehen – keine persönliche Kränkung für die Angehörigen. Es gibt in der Regel nichts, was sie sich vorwerfen müssen, solange sie den Tod nicht selbst verschuldet haben. Aber im Gegensatz zu Scheidungsfällen gibt es für Hinterbliebene keine Hoffnung mehr, die Verstorbenen jemals wiederzusehen. Es gibt keine Chance mehr auf ein gemeinsames Leben, und die Trauernden bleiben zurück mit allem, was sie gesagt und getan haben. Deshalb ist diese Form von Verlust und Abschied ein großer Schock, vor allem, wenn der Tod unerwartet und ohne jegliche Vorbereitung kommt.

Betrachtet man die Trauerreaktionen nach der Übermittlung einer unheilbaren Krankheit oder nach der Todesnachricht genauer, wird man feststellen, wie verschieden sie – trotz vieler Übereinstimmungen – sein können.

2.1
Die emotionale Welt der Trauer

Unter typischen Trauerreaktionen stellen sich die meisten Menschen vor, daß Trauernde weinen, niedergeschlagen und antriebslos sind und allgemein ein Gefühl von Trauer zum Ausdruck bringen. Doch wie sieht dieses Gefühl im einzelnen aus?

Läßt man sich Zeit, die Empfindungen von Trauernden genauer zu betrachten, finden sich die vielfältigsten, einander teilweise anscheinend sogar widersprechenden Gefühle, begleitet von entsprechenden Verhaltensweisen und Gedanken, die miteinander zusammenhängen und sich gegenseitig beeinflussen. Diese Gefühle und Verhaltensweisen sind während der akuten Anfangssituation zu finden, treten aber auch im Verlauf der 4 verschiedenen Trauerphasen immer wieder auf.

2.1.1
Angst

Zu den wichtigsten Anteilen der Trauer gehört das Gefühl der Angst. Aus ihr entwickeln sich viele weitere Gefühle. Fast alle Trauernden, seien es schwer Erkrankte oder Angehörige nach einem Todesfall, reagieren vor allem anfangs mit starken Ängsten. Diese Ängste beziehen sich hauptsächlich auf die Zukunft, auch wenn dies oft nicht klar formuliert werden kann. Die Gefühle sind häufig zu diffus und schwankend. Gedanken wie beispielsweise „Was wird sein?", „Wie kann ich weiterleben ohne sie?" drehen sich im Kreise, ohne daß sich der Ansatz zu einer Antwort findet.

Bei der Nachricht, unheilbar krank zu sein oder einen Angehörigen durch Tod verloren zu haben, fühlen sich die meisten Menschen wie gelähmt vor Angst. Nichts scheint mehr faßbar. Sie hören die Nachricht, aber ein innerer Puffer schützt sie davor, die Tragweite in ihrem vollen Ausmaß zu erkennen. Irgend jemand spricht – anscheinend weit weg – auf sie ein, sie zeigen manchmal kurze Reaktionen, aber es dringt im Augenblick nichts Konkretes ins Bewußtsein durch – bis auf das Gefühl oder auch das Wissen, daß etwas Schreckliches geschehen ist.

Manchmal kann sich die Angst zur Panik steigern, vor allem, wenn eine Todesnachricht vollkommen unerwartet kommt. Diese Panik geht oft einher mit Atemnot („Du fehlst mir wie die Luft zum Atmen"), Herzklopfen und Beklemmungsgefühlen. Diese akute Panik drückt sich in motorischer Unruhe, Zittern und Schweißausbrüchen aus.

Im weiteren Verlauf der Trauer können sich die körperlichen Symptome verstärken durch die Ruhelosigkeit, unter der viele Trauernde leiden. Die Beschwerden steigern sich oft bis hin zu massiven Schlafstörungen, die über Monate andauern können.

2.1.2
Verzweiflung und Depression

Diese Ängste weichen dann oft einer Art bedrückter bis verzweifelter Stimmung, die in eine depressive Erkrankung übergehen kann. Gedanken sind kaum faßbar, eine große Leere entsteht. Oft dient ein Gefühl des Nichtfühlenkönnens als Schutz, um Unerträgliches erträglich zu machen. Die Trauernden ziehen sich gleichsam zurück in eine innere Welt. Durch das Ignorieren der äußeren Welt ist der Todesfall ein wenig leichter auszuhalten.

Eine große Hoffnungslosigkeit macht sich breit. Wie soll das Leben noch weitergehen? Es hat doch alles keinen Sinn mehr! Für die Trauernden scheint es keine Zukunft mehr zu geben, und es gibt keinen Trost. Menschen mit einer unheilbaren Krankheit stellen sich ähnliche Fragen. In fortgeschrittenem Stadium rückt die Frage „Wie wird der Tod sein?" immer näher und läßt den Lebensmut zunehmend sinken. In ihrer Verzweiflung versuchen viele, die Möglichkeit des Todes zu verdrängen, aber die Depressionen lassen sich meist nur kurzfristig unterdrücken.

Die Verzweiflung kann sich jedoch auch durch leises Klagen bis hin zu lautem, fast hysterisch wirkendem Weinen und Schreien ausdrücken. Vor allem Menschen aus südlichen Ländern haben einen anderen Umgang mit ihren Gefühlen gelernt. Statt sie – wie dies in mittel- und nordeuropäischen Ländern üblich ist – zu unterdrücken oder zumindest nicht auszudrücken, können sie ihren Gefühlen freien Lauf lassen.

2.1.3
Hilflosigkeit

Die Konfrontation mit dem Sterben macht uns hilflos. Es scheint oft nur noch die Möglichkeit zu geben, einfach abzuwarten. Man ist seinem Schicksal ausgeliefert, ohne eine Chance auf grundsätzliche Veränderung. Diese Hilflosigkeit lähmt viele Angehörige, aber auch Betroffene in ihrem Alltag, und manche Menschen werden in dieser Lage emotional aufgegeben.

Nach dem Tod eines Angehörigen reagieren viele Hinterbliebene ebenfalls mit großer Hilflosigkeit. Es gibt keine Möglichkeiten mehr, etwas mit und für den Verstorbenen zu tun, und sie stehen allein in der Welt, ohne zu wissen, wie es weitergehen kann. Das heißt, diese Hilflosigkeit bezieht sich sowohl auf die aktuelle Situation des Todes wie auf den neuen Alltag, den die Trauernden ab jetzt leben müssen.

Obwohl das Gefühl der Hilflosigkeit bei beiden Geschlechtern auftreten kann, gibt es doch geschlechtsspezifische Ausprägungen, denn vor allem Frauen zeigen typischerweise Hilflosigkeit als hervorstechende Trauerreaktion. Dies drückt sich in erster Linie durch Erstarren, Desorientiertheit und Panik aus.

Vor allem die ältere Frauengeneration hat von klein auf gelernt, daß Frauen das „hilflose" Geschlecht seien. Diese Hilflosigkeit zeigt sich auch in ganz praktischen Bereichen. Beispielsweise wissen einige ältere Frauen selbst heute noch nicht, wie man einen Scheck ausfüllt. Sie wissen nichts über den Kontostand, haben keinen Überblick über die Versicherungen usw. Wenn der Mann stirbt, können sie das Ausmaß ihrer Hilflosigkeit im Augenblick nur erahnen.

Wenn auch diese Reaktion „typisch weiblich" erscheint, läßt sich jedoch feststellen, daß viele Witwer sich ebenso hilflos fühlen nach der Übermittlung der Nachricht vom Tod ihrer Frau. Sätze wie „Was soll ich jetzt tun?" drücken diese Hilflosigkeit aus. Ihr Gefühl bezieht sich auf andere Bereiche des Alltags, vor allem auf den Haushalt, d.h. auf die klassischen Domänen ihrer bisherigen Versorgung und mütterlichen Unterstützung.

2.1.4
Wut

Angst und Verzweiflung können auch in Wut übergehen, denn Hilflosigkeit und Angst vor der Zukunft machen wütend. Damit gehört die Wut ebenfalls zu den wichtigsten Trauergefühlen. Diese Wut spüren Menschen mit einer unheilbaren Krankheit, aber auch die Hinterbliebenen nach einem Todesfall. Die Wut kann sich gegen das medizinische Fachpersonal richten, das anscheinend nicht genügend tut, um wirklich zu helfen, oder – aus dem Blickwinkel der Hinterbliebenen – getan hat, um den Angehörigen zu retten. Manche Betroffene empfinden auch Wut auf sich selbst, daß sie sich durch ihre eigene Krankheit in eine derartige Lage gebracht haben. Sie fassen die Krankheit als eine persönliche Niederlage auf, in die sie sich selbst hineinmanövriert haben. Hinterbliebene sind oft wütend auf sich, weil sie die Vorstellung entwickeln, den Kranken nicht genügend unterstützt zu haben. Viele richten ihre Wut auch auf den Verstorbenen. Gedanken wie „Warum hast du mich verlassen?", manchmal sogar verbunden mit wüsten Beschimpfungen auf den Toten, drücken diese Wut aus.

Wie begründet alle diese Vorwürfe sind, spielt dabei keine Rolle. Die Wut ist oft Ausdruck von Angst und Hilflosigkeit. Doch Wut ist leichter erträglich als diese Gefühle, da man sich wütend aktiv und stark fühlt statt ausgeliefert und schwach.

Die Wut richtet sich nicht nur gegen medizinisches Fachpersonal oder Polizeibeamte, die die Todesnachricht überbringen müssen, sondern auch gegen das Leben und die ganze Welt. Zum Beispiel hadern Gläubige oft mit ihrem Glauben und mit einem Gott, der ihren Angehörigen sinnlos sterben läßt.

Gemäß dem klassischen Männerbild leben vor allem Männer ihre Trauer tendenziell eher durch Wut aus. Die alte Lebensregel „Ein Indianer kennt keinen Schmerz" wird auch heute noch vermittelt, und viele Männer können das, was an Emotionen nach außen drängt, eher durch Wut ablassen als durch Tränen.

2.1.5
Schuldgefühle

Die Wut gegen sich selbst ist eng verknüpft mit Schuldgefühlen. „Warum hab ich nur nicht …?" sind häufige Anfangssätze. Die einzige Situation, in der nichts mehr wiedergutzumachen ist, ist der Tod. Während man nach einem Unfall finanzielle Entschädigung anbieten kann oder muß, nach Beleidigungen sich entschuldigen kann, gibt es bei einem Todesfall keinerlei Möglichkeiten mehr, etwas zu verändern oder zu verbessern. Alles, was getan wurde, ist getan. Alles, was gesagt wurde, ist gesagt bzw. nicht gesagt. Es gibt kein Zurück.

Bei einem Gespräch erzählte ein 85jähriger Mann, daß er sich immer noch Vorwürfe mache, daß er seiner Frau manche Wünsche nicht erfüllt habe, obwohl es doch so einfach für ihn gewesen wäre. Beispielsweise wäre sie – bereits eine alte Frau – so gerne einmal in einen Tierpark gegangen. Aus reiner Gedankenlosigkeit ging er damals nicht auf sie ein. Heute muß er ständig daran denken und leidet unter seinen Schuldgefühlen, kann aber nichts mehr ändern.

Genau das macht es so schwierig, mit Schuldgefühlen umzugehen. Es scheint keine Lösung zu geben, da der Mensch, dem die Schuldgefühle gelten und der einem verzeihen könnte, nicht mehr lebt. Die Gedanken und Selbstvorwürfe drehen sich ständig im Kreis. Diese Schuldgefühle sind oft so stark, daß eine Therapie die einzige Möglichkeit bietet, über sie hinwegzukommen.

2.1.6
Erleichterung

Vor allem nach einer langen und schmerzhaften Krankheit oder langer Pflegebedürftigkeit der Verstorbenen kann bei den Hinterbliebenen auch ein Gefühl von Erleichterung einsetzen. Die ständigen Qualen einer geliebten Person mitzuerleben, war zermürbend gewesen, und die eigene Hilflosigkeit hatte sich immer wieder aufs neue gezeigt. Oft war nichts anderes möglich, als zuzusehen und die Ärzte um stärkere Medikamente zu bitten.

Für viele Angehörige war es auch eine Zeit massiver Doppelbelastung gewesen, da sie einerseits den Kranken so viel an körperlicher und seelischer Unterstützung wie möglich geben wollten, andererseits aber zur Bewältigung ihrer eigenen Gefühle enorm viel Kraft gebraucht haben.

Der Tod wird so manchmal zur Erlösung für beide Seiten, obgleich sich die Hinterbliebenen die Erlösung oft nur bezogen auf die Schmerzen des Verstorbenen eingestehen können.

In manchen Fällen ist der Tod auch die Erlösung von persönlichen Problemen mit dem Verstorbenen, zum Beispiel von Angst vor ihm. Das Gefühl von Erleichterung führt dann oft zu starken Schuldgefühlen, auch wenn dies meist unbewußt bleibt.

2.1.7
Kälte

Manche Angehörige reagieren auf die Todesnachricht mit scheinbarem Desinteresse bis hin zu einer Kälte, die auf viele Außenstehende schockierend wirkt. Wie kann jemand mit dem Tod eines Angehörigen so distanziert umgehen? Wie kann jemand sagen, er müsse nicht angerufen werden in der Nacht, es reiche vollkommen, wenn er am nächsten Morgen informiert werde?

Diese Kälte ist für uns vor allem dann nicht nachvollziehbar, wenn wir den Verstorbenen zu Lebzeiten nicht gekannt und ihn in seinem Verhalten den Angehörigen gegenüber nicht erlebt haben. Im Augenblick sehen wir nur den uns fremden Verstorbenen und empfinden vielleicht auch selbst ein wenig Mitleid. Unser Gefühl wird meist stärker, wenn wir feststellen müssen, daß der Tote von den Angehörigen „alleingelassen" oder lieblos behandelt wird. Wir erschrecken über ein derartiges Verhalten und stellen uns innerlich auf die Seite des Verstorbenen. Doch in der Regel gibt es dafür wichtige Gründe, von denen wir nichts ahnen.

> „Mein Vater hat mich und meine Geschwister über Jahre hinweg sexuell mißbraucht. Er war zwar im Gefängnis, aber nach ein paar Jahren kam er wieder auf freien Fuß. Ich wußte, daß er in derselben Stadt lebte wie ich, und ich hatte immer Angst davor, ihm wieder zu begegnen. Im letzten Sommer ist er gestorben. Jetzt weiß ich endlich sicher, daß er mir nie wieder etwas tun kann."

Beim Anblick von Menschen, die gerade eben verstorben sind und friedlich auf dem Bett liegen, können wir uns schwer vorstellen, daß sie vielleicht einmal sehr schwierige Persönlichkeiten waren. Nicht jeder, der tot ist, war schon allein deshalb eine liebe, anständige und fürsorgliche Person.

Manche Reaktion, die kalt oder den Tod verleugnend wirkt, dient jedoch der Abwehr unerträglichen Schmerzes. Die Angehörigen spüren unbewußt die Gefahr zusammenzubrechen und schützen sich durch ein möglichst rationales Verhalten. Oft gelingt dies nur, indem sie ihre Gefühlswelt extrem dicht abschotten. Beobachter können so nur noch ein starres und distanziertes Verhalten erkennen, das entsprechend als Kälte interpretiert wird.

2.1.8
Wertfreier Umgang

Wer professionell mit Hinterbliebenen arbeitet, muß über den emotionalen Hintergrund des Trauergeschehens und seine verschiedenen Ausprägungen Bescheid wissen, um das Verhalten der Trauernden besser einschätzen, aber damit auch wertfrei auf bestimmte Trauerreaktionen reagieren zu können. Es gibt nicht das einzig richtige Trauerverhalten. Wenn sich ein Trauernder nun für unsere Begriffe sonderbar verhält, sollten wir uns fragen, ob er denn unseretwegen auf eine bestimmte Weise reagieren muß. Wir fühlen uns unter Umständen weniger belastet, wenn die Angehörigen so reagieren, wie wir es erwarten bzw. angemessen finden, aber kein Mensch kann oder muß einem anderen zuliebe bestimmte Trauerreaktionen zeigen, und es ist kaum möglich, vorab zu sagen, wie wir selbst trauern würden.

Eine meiner Patientinnen war wegen starker Ängste bei mir in Therapie. Sie pflegte seit Monaten ihren an Krebs erkrankten Mann. Im finalen Stadium half ihr eine Freundin fast rund um die Uhr bei seiner Versorgung. Die Ängste der Patientin richteten sich bald auf den nahenden Tod ihres Partners, vor allem darauf, er könnte sterben, wenn die Freundin nicht anwesend wäre. Bereits der Gedanke, mit dem Toten allein sein zu müssen, löste Panik aus. Es kam, wie es oft bei befürchteten Situationen kommt. An dem einzigen Abend, an dem die Freundin nicht anwesend war, starb der Mann. Die schlimmste Vorstellung wurde tatsächlich wahr. Doch was passierte? Die Patientin nahm ihren gerade eben gestorbenen Mann in den Arm, sagte ihm, wie sehr sie ihn liebe, und schlief ganz eng an ihn gekuschelt die ganze Nacht neben ihm. Am nächsten Morgen verständigte sie alle zuständigen Instanzen und bat darum, ihren toten Mann eine zweite Nacht bei sich haben zu können.

Dieses Beispiel zeigt deutlich, daß wir vorab die eigene Reaktion nicht einschätzen können, es sei denn, wir haben bereits den Todesfall einer uns nahestehenden Person erlebt. Diese selbstkritische Überlegung kann uns helfen, Respekt vor der individuellen Trauerreaktion zu haben. Der Erhalt einer Todesnachricht ist mit nichts zu vergleichen, er ist – je nach Verwandtschaftsgrad und Beziehung – traumatisch und entwurzelnd, eine absolute Ausnahmesituation, der wir als Außenstehende Rechnung tragen müssen.

Natürlich bewerten wir automatisch bewußt oder unbewußt andere Menschen. Bewertungen geben uns Halt. Wir lernen sie von unseren Eltern, durch Freunde und durch die Medien. Wir lernen, in Schubladen zu denken, um die Welt zu vereinfachen, dazuzugehören oder uns zu distanzieren. Aber es ist wichtig, die Schubladen, in die wir unsere Umwelt manchmal zu zügig stecken, auch wieder zu öffnen und unsere eigenen Maßstäbe zu reflektieren.

2.2
Phasen der Trauer

Bereits in dem Augenblick, in dem jemand erfährt, daß er selbst oder ein Angehöriger schwerkrank ist, setzt der Prozeß des Abschiednehmens, also die Trauer, ein, auch wenn dies anfangs oft noch nicht bewußt abläuft.

Bei den Hinterbliebenen kann man Unterschiede in der Verarbeitung des Todes finden, je nachdem, ob der Tod plötzlich eintritt oder ob eine Vorbereitung auf den Tod stattfinden kann, aber auch das Verwandtschaftsverhältnis spielt eine Rolle. Wenn Eltern sterben, dann ist es für die Angehörigen oft ein gewisser Trost, daß es der allgemeinen Erwartung entspricht, daß Eltern vor ihren Kindern sterben. Das Trauerempfinden ist jedoch abhängig von dem Alter der Kinder und der Beziehung zu ihren Eltern.

Beim Tod von Geschwistern ist für die Verarbeitung das Alter der zurückbleibenden Geschwister entscheidend. Wenn Geschwister während der Kindheit sterben, werden in den meisten Fällen starke Ängste ausgelöst, die nur schwer verarbeitet werden, denn für ein Kind ist es schwer zu begreifen, daß ein Mensch unwiderruflich weg sein kann. Auch die Geschwisterposition spielt eine große Rolle, denn vor allem ältere Geschwister wünschen sich oft die jüngeren, die ihnen ihre Position streitig gemacht haben, „weg". Wenn nun plötzlich die mehr oder weniger bewußt gewünschte Situation eintritt, können dadurch große Schuldgefühle ausgelöst werden. Die Verarbeitung hängt vor allem davon ab, wie weit die Eltern die noch lebenden Kinder in die Trauerverarbeitung mit einbeziehen, wie sie den Geschwistern den Tod erklären und welches Trauerverhalten sie selbst zeigen.

Im Erwachsenenalter ist die emotionale Nähe der Geschwister untereinander entscheidend. Manche Geschwister haben einen sehr engen Kontakt, und andere sehen sich einmal pro Jahr zu irgendwelchen Feiertagen. Im letztgenannten Fall bleibt das tägliche Leben durch den Todesfall relativ unberührt. Dies kann allerdings die Trauerarbeit blockieren, da die Distanz eine Verleugnung des Todes erleichtert und eine Auseinandersetzung damit verhindert.

Bei dem Tod eines Partners verändert sich der gesamte Alltag, aber auch die Beziehung zu den meisten Freunden wandelt sich. Viele Verwitwete berichten, daß sich ihr Freundeskreis vollständig verändert hat, weil sich alle Bekannten, auch langjährige Freunde, zurückgezogen haben. Die Kontakte bekommen eine andere Struktur, nichts ist mehr, wie es war.

Wenn ein Kind stirbt, so ist dies sicherlich am schwersten zu verarbeiten. Hier haben wir die umgekehrte Erwartung: Dem Kind wurde das Leben geschenkt, damit es die Eltern überlebt und Leben und Erfahrungen weitergibt. Der Tod eines Kindes ist eine derart traumatische Erfahrung, daß sich manche Eltern über viele Jahre nicht davon erholen. Diese Situation wird für viele Ehen zur Zerreißprobe: Viele Ehen zerbrechen daran und werden geschieden.

Diese vielen Variablen und die unterschiedlichen Persönlichkeitsstrukturen führen dazu, daß Trauer bei jedem Menschen individuell ausgeprägt ist. Trotzdem gibt es typische Merkmale des Trauerverlaufs. Er wird im allgemeinen in 4 Phasen unterteilt: in die Phase des Schocks, die kontrollierte, die regressive und die adaptive Phase.

Im Falle antizipierter Trauer bei einer unheilbaren Krankheit eines Angehörigen laufen diese Phasen analog ab, jedoch zum Teil in einem anderen zeitlichen Ablauf und mit anderen praktischen Auswirkungen. Ähnlich verhält es sich für die Patienten selbst. Auch sie durchlaufen vergleichbare Trauerphasen, in denen sie Abschied von ihrem eigenen Leben nehmen. Darauf wird an späterer Stelle noch detaillierter eingegangen.

2.2.1
Schockphase

Die Phase des Schocks beginnt unmittelbar mit der Übermittlung der traumatischen Nachricht. Auch wenn zuvor eine intensive ambulante Untersuchung bereits Gedanken an eine tödliche Krankheit ausgelöst hat oder ein Anruf aus dem Krankenhaus erahnen läßt, daß etwas Schreckliches geschehen sein muß, hatten die Betroffenen bis dahin noch hoffen und an einen guten Ausgang glauben können. Mit dieser Spannung zwischen Hoffnung und Ängsten begegnen die Menschen nun dem Arzt. Sein Gesichtsausdruck, jede kleinste Geste werden beobachtet und interpretiert, um Beweise für die Harmlosigkeit der Situation zu finden. Mit der Übermittlung der Hiobsbotschaft wird dies in wenigen Sekunden zunichte gemacht. Viele Menschen sind derart intensiv damit beschäftigt, auf diese äußeren Anzeichen zu achten, daß sie den Inhalt der Aussage zunächst kaum wahrnehmen. Ein innerer Schutzmechanismus wirkt wie ein Puffer. Die Nachricht dringt erst nur in eine Art Vorspeicher, der noch Raum für Hoffnung läßt.

Zu diesem Zeitpunkt werden Begründungen gesucht, warum dies alles ein großer Irrtum sein muß. „Vielleicht wurden die Untersuchungsergebnisse vertauscht!", „Es kann gar nicht stimmen, nicht ich!" oder „Vielleicht haben sie ihn nicht richtig identifiziert!", sind typische Gedanken. Häufig werden Fragen nach anderen Spezialisten oder anderen Krankenhäusern gestellt, die vielleicht doch noch die Möglichkeit einer Rettung versprechen könnten. Die Betroffenen suchen nach jedem Strohhalm, der sich ihnen bietet, um sich daran festzuhalten.

Damit setzen sie ihre Gesprächspartner massiv unter Druck, scheinbar wird dadurch deren Kompetenz angezweifelt. Die Betroffenen haben jedoch nur den verzweifelten Wunsch nach Rettung – völlig unabhängig von der Person, die dies zustande bringt. Das einzige, was zählt, ist das Überleben.

Die Stärke des Schocks hängt davon ab, wieviel innere Vorbereitung auf den Tod des Angehörigen möglich war, zum Beispiel durch die Länge der Krankheit. Auch das Leiden des Verstorbenen, die Art und Dauer der Beziehung und die Persönlichkeit des Hinterbliebenen sind dabei wichtige Faktoren.

Die lange Krankheit eines Angehörigen gibt den Verwandten die Möglichkeit, sich auf seinen nahenden Tod einzustellen, sich allmählich auf das Leben danach gedanklich einzurichten, doch wenn die Situation schließlich eintritt, werden manche – trotz Vorbereitung – in dem Moment überrascht und traumatisiert. Der Zeitpunkt, auf den sie sich so lange innerlich vorbereitet haben, ist nun plötzlich eingetreten und grausame Realität geworden.

Die meisten Menschen nehmen die Todesnachricht nach einer langen Vorbereitungsphase jedoch sehr ruhig auf. Viele befinden sich bereits in der adaptiven Phase, der letzten Trauerphase, in der sie sich mit ihrer neuen Lebenssituation arrangiert haben, wenngleich der Tod trotzdem emotional einen großen Einschnitt bedeutet.

Mit am schwersten zu verarbeiten ist der plötzliche Tod eines Angehörigen. Viele Hinterbliebene fühlen sich wie gelähmt und betäubt. Sie wirken apathisch und erstarrt. Sie scheinen wie unter einer Glasglocke zu sitzen, die nichts durchdringt. Mit diesem Phänomen läßt sich erklären, daß viele Betroffene Fragen immer wieder und wieder stellen, ohne die Antwort – und sei sie noch so klar und einfühlsam gegeben – wirklich aufzunehmen und zu verarbeiten.

Zu den traumatischsten Situationen gehört ein Klingeln an der Haustür, die man nichtsahnend öffnet, und zwei Polizeibeamte stehen vor der Tür. Bereits an ihrem Gesichtsausdruck können die meisten Angehörigen erkennen, daß etwas Schwerwiegendes geschehen sein muß. Wirklich wie aus heiterem Himmel müssen sie so von dem Tod eines Verwandten erfahren, ein Schock, der oft nur sehr schwer zu überwinden ist. Unerwartetes Klingeln an der Haustür löst danach meist noch über lange Zeit großes Unbehagen, manchmal sogar massive Ängste aus.

Neben den bereits erwähnten unterschiedlichen Gefühlen und Gedanken zeigen Angehörige in der Schockphase manchmal nicht nachvollziehbare und scheinbar unsinnige Verhaltensweisen. Diese sogenannten Übersprungshandlungen sind Ausdruck einer großen Hilflosigkeit. In einer Situation, in der es nichts mehr zu tun gibt, nichts mehr greifbar ist, versuchen die meisten, irgend etwas zu tun, nur um der Handlung willen.

> „Als mein Mann gestorben war, bin ich vom Krankenhaus zu Fuß nach Hause gelaufen. Aber ich weiß nichts mehr davon. Ich weiß nur, daß ich nach ein paar Wochen eine Rechnung von einem Hamburger Möbelgeschäft bekam. Offensichtlich habe ich unterwegs eine Kommode und einen Teppich gekauft. Ich kann mich aber an gar nichts mehr erinnern. Aber es war wirklich meine Unterschrift, und das Datum war sein Todestag."

Diese Reaktion ist kein Einzelfall. Viele Trauernde berichten von Aktivitäten direkt nach dem Todesfall, an die sie sich im Anschluß nicht mehr erinnern können oder derer sie sich aufgrund ihrer Unsinnigkeit schämen.

> „Als ich die Nachricht erhielt, bin ich vollkommen in mich zusammengesunken. Als ich auf den Boden starrte, entdeckte ich meine Schuhe, und die waren furchtbar dreckig. Ich dachte nur: ‚So kannst du nicht rumlaufen!' In dem Moment schienen mir meine dreckigen Schuhe das wichtigste Problem. Ich ging nach Hause und putzte alle meine Schuhe und auch die meines Mannes. So hatte ich wenigstens was zu tun. Aber richtig klar ist mir alles erst hinterher geworden."

Die Dauer des Schocks ist sehr unterschiedlich. Bei manchen dauert er gerade eben eine halbe Stunde, andere verharren bis zu 2 Tage darin.

2.2.2
Kontrollierte Phase

Die kontrollierte Phase erhielt ihre Bezeichnung nach der ausgeprägten gesellschaftlichen Kontrolle, in der die Trauernden sich nach Erhalt der Nachricht und überwundener Schockphase befinden. Gleich nach dem Todesfall müssen Entscheidungen über die Beerdigung getroffen werden, der Ablauf muß festgelegt und es muß überlegt werden, aus welchem Holz der Sarg sein soll; Preislisten werden gewälzt.

Die übrigen Angehörigen sowie Freunde und Bekannte müssen informiert werden, ebenso der Arbeitgeber und viele Behörden, Versicherungen etc. Entscheidungen bezüglich der Trauerkarten, über deren Layout und Text, und über eine Anzeige in der Zeitung sind zu treffen.

So unangenehm und überfordernd sich dies anhören mag, für viele Trauernde sind all diese Aktivitäten ein willkommener Puffer, um noch nicht allen Schmerz an sich heranlassen zu müssen. Solange sie nicht zur Ruhe kommen und so viel zu erledigen ist, wird der Verlust noch nicht so deutlich spürbar. Der Kopf wird von den vielen Aufgaben in Beschlag genommen.

> „Man reagiert wie eine Maschine. Ich weiß gar nicht, was ich alles gemacht habe, Trauerpapier besorgt und ganz viel rumgerannt. Heute kann ich mir das alles gar nicht mehr vorstellen."

Schließlich muß die Beerdigung selbst geplant werden, unser wichtigstes und für viele das einzige Ritual im Bereich der Trauer. Rituale haben eine wichtige Funktion bei der Bewältigung von Schwellensituationen im Leben. Sie helfen, einen neuen Lebensabschnitt zu beginnen, indem sie am Übergang dazu das Gefühl von sozialer Einbindung, von Halt und Sinn vermitteln. Mit dem Erdwurf wird gemeinsam der Abschied von der verstorbenen Person manifestiert. Er kann als ein letzter Gruß von den Verwandten und Freunden gewertet werden.

Nach dem Begräbnis wird das Ritual des Leichenschmauses zelebriert. Auch dazu gibt es vieles zu regeln: Wer soll dazu eingeladen werden? Soll es nur Kaffee und Kuchen geben oder ein Mittagessen, Kaffee und ein Abendessen? Wo soll dies stattfinden?

Der Leichenschmaus hat mehrere wichtige Funktionen. Zum einen hat er einen einfachen praktischen Hintergrund, da viele Verwandte und Bekannte von auswärts kommen, was in früheren Zeiten oft sehr beschwerlich war. Die Menschen mußten lange Fußmärsche auf sich nehmen oder per Pferd oder Kutsche anreisen, und ihr Hunger mußte vor dem Rückweg gestillt werden. Im Mittelalter konnte dieser Brauch bis zu 3 Tagen dauern. Dieses Trauerfest zu Ehrung der Toten war manchmal so üppig, daß es vor allem für arme Familien zu einer großen Belastung wurde.

Aber der Leichenschmaus hat auch noch einen symbolischen Aspekt. Der Tod eines Menschen wird bildlich mit „Jemand ist von uns gegangen" umschrieben, und die hinterlassene Leere wird durch ein gemeinsames Mahl wieder aufgefüllt. Der Leichenschmaus symbolisiert damit auch ein vereintes Hinwenden zum Leben. Er gibt den nächsten Angehörigen Rückhalt und das Gefühl, nicht allein zu sein.

Außerdem erzählen die Anwesenden viele alte Geschichten, und vermutlich werden nie wieder so viele Informationen über den Verstorbenen zusammengetragen wie an diesem Tag. Über den Toten zu sprechen, hat ein befreiendes Moment. Er wird in der Erinnerung wieder für alle lebendig, und manchmal werden sogar lustige Geschichten erzählt, die alle zum Lachen bringen.

2.2.3
Regressive Phase

Mit der Beerdigung endet die kontrollierte Phase, und die regressive Phase beginnt. Die Gäste gehen nach Hause und leben ihr normales Leben weiter, nur für die Angehörigen ist nichts mehr „normal". Erst ab diesem Zeitpunkt wird ihnen allmählich deutlich, was geschehen ist.

Bereits am frühen Morgen wird spürbar: Das Bett neben ihnen ist leer, im Kinderzimmer herrscht Ruhe usw. Unter dieser Veränderung im Alltag leiden nicht nur die Trauernden, sondern auch jene Angehörigen, deren Verwandte mit einer schweren Krankheit im Krankenhaus liegen. Hier werden die Routineabläufe des täglichen Lebens bereits schon vorher durchbrochen.

> „Früher habe ich mich immer geärgert, daß mein Mann immer tropfnaß aus der Dusche gestiegen ist. Jeden Tag mußte ich aufpassen, daß ich nicht in eine Pfütze stieg. Und jetzt – jetzt ist mir diese Pfütze fast zu einem Sinnbild seiner Lebendigkeit geworden."

Viele Menschen weigern sich noch, den Tod des Angehörigen zu akzeptieren und versuchen – wie in Zeiten der Kindheit –, alles einfach auszublenden oder sich in der Hoffnung zu wiegen, daß doch alles wieder gut wird, daß alles nur ein böser Traum war, aus dem man wieder aufwachen kann.

Die Phase des „magischen Denkens" und die Trotzphase sind am ausgeprägtesten im Alter zwischen 3 und 5 Jahren, doch bei intensiven traumatischen Erlebnissen können auch Erwachsene diese Verhaltensweisen wieder aktivieren, repräsentiert zum Beispiel durch Gedanken wie „Es kann nicht sein!" und „Es darf nicht sein!".

> „Mein Mann kam immer kurz nach 5 Uhr mit dem Bus. Ich bin immer zum Küchenfenster gegangen, von da aus konnte ich ihm zuwinken. Als er dann tot war, brauchte ich mindestens ein halbes Jahr, um mir das abzugewöhnen. Irgendwie dachte ich, es kann einfach nicht sein. Ich hatte lange die Hoffnung, daß er einfach wiederkäme wie nach einer Geschäftsreise."

Zu diesem Trotz gehören typische Verhaltensweisen dieser Phase, mit denen die Verstorbenen quasi so lebendig wie möglich erhalten werden sollen. Viele Angehörige kaufen immer noch für die ursprüngliche Personenzahl ein, der Tisch wird für den Verstorbenen mitgedeckt, und seine gebrauchte Wäsche liegt noch im Wäschekorb; manche Schlafzimmer bleiben unverändert, und die Kleidung hängt noch im Schrank. Überall stehen Photos, so daß man den Verstorbenen sehen und mit seinem Bild sprechen kann.

Kinderzimmer werden oft so erhalten, daß die Verstorbenen jederzeit wiederkommen und weiterspielen könnten.

Es ist auch eine Phase der großen sozialen Unsicherheit. Durch den weitgehenden Wegfall unserer Trauerrituale fehlen Verhaltensregeln. Die Hinterbliebenen und die Umwelt sind verunsichert. „Wie begegnet man einer Witwe?", „Wie lange darf die Trauer dauern?" oder „Wie kann man Trauernden helfen?" sind Fragen, auf die die meisten Menschen keine Antwort haben, und viele wechseln lieber die Straßenseite, als sich mit den Trauernden zu konfrontieren.

„Ich arbeitete in einem Großraumbüro. Als mein Mann ca. 6 Wochen verstorben war und ich einmal meine Haare nicht frisch gewaschen hatte, hörte ich es hinter mir tuscheln: ‚Meine Güte, die muß sich doch wirklich nicht so gehen lassen.' Die Woche danach war ich beim Friseur und hatte eine frische Dauerwelle. Prompt kam es von der anderen Ecke: ‚Guck mal an, der Mann gerade mal eben unter der Erde und schon wieder auf Tour.' Ich glaube, als Witwe kann man es niemandem recht machen."

Aber auch Menschen, die beruflich mit Trauernden sprechen müssen, spüren deren Unsicherheiten und haben häufig Probleme damit, wie sie ein derartiges Gespräch beginnen und was sie sagen sollen. Die Scheu vor der Konfrontation mit der Trauer zieht sich durch alle Bevölkerungsschichten und Berufsgruppen hindurch.

2.2.4
Adaptive Phase

Die Dauer der regressiven Phase ist sehr unterschiedlich, aber irgendwann, oft unmerklich, beginnen die Trauernden, sich mit der neuen

Lebenssituation abzufinden und sich neu zu arrangieren. Die Verstorbenen haben einen Platz im Gefühlsleben der Hinterbliebenen gefunden, ohne dieses weiter zu blockieren. Die Hinterbliebenen finden sich allmählich in ihrer neuen Welt zurecht und können z. B. auch wieder lachen.

Die adaptive Phase ist jene der Neudefinition. Vielleicht stellen manche Menschen zum ersten Mal bewußt fest, daß sie gerade zur ältesten Generation geworden sind. Andere wiederum definieren sich nun klar als Witwe und nicht mehr als Ehefrau, während eine dritte Gruppe lernen muß, auf die Frage „Wie viele Kinder haben Sie denn?" eine passende Antwort zu finden.

Für Hinterbliebene, deren Angehörige nach einer langen, schmerzhaften Krankheit gestorben sind, beginnt oft schon mit deren Tod die adaptive Phase.

> „Mein Mann hatte Krebs. Die letzten Wochen waren furchtbar. Es war kaum mit anzusehen, wie er litt. Ich glaube, die meiste Trauer empfand ich noch zu Lebzeiten meines Mannes. Als er dann gestorben war, war das Schlimmste eigentlich vorbei. Ich war erleichtert, als er eingeschlafen war. Der Ring ums Herz war weg."

Manchmal durchleben diese Hinterbliebenen die Trauerphasen im Anschluß an den Tod des Verwandten dann noch einmal, jedoch stark abgeschwächt. Im Laufe einer langen Vorbereitungsphase und einiger Krankenhausaufenthalte haben sie sich seit langem auf diesen Zeitpunkt einstellen können. Das Leben hat schon längst seine frühere Routine verloren, eine neue hat sich evtl. schon entwickelt.

Die Dauer der adaptiven Phase ist vollkommen unterschiedlich. Das traditionelle Trauerjahr hat sicherlich seinen Sinn, denn in dieser Zeit jährt sich alles zum ersten Mal. Zum ersten Mal wird der Geburtstag der Verstorbenen gefeiert ohne sie, zum ersten Mal der Geburtstag der Kinder, der Hochzeitstag, Weihnachten, und schließlich jährt sich zum ersten Mal der Todestag. Die späteren Jahre werden leichter, doch die Trauer wird oft erst nach einer langen Zeit wirklich abgeschlossen.

2.3
Pathologische Trauer

In der Fachliteratur sind viele Versuche zu finden, Trauer zu klassifizie-
ren und „normale" von „pathologischer" Trauer abzugrenzen. Zu den
bekanntesten Trauerforschern gehört C.M. Parkes, der in seiner Arbeit
„Bereavement and mental illness" (1965) Trauerreaktionen in zwei
Gruppen unterteilt:

Streßspezifische Reaktion

- Typische Trauer,
- chronische Trauer,
- gehemmte Trauer,
- verzögerte Trauer.

Unspezifische und gemischte Reaktionen

- Psychosomatische Reaktionen,
- psychoneurotische Reaktionen,
- affektive trauerunähnliche Störungen,
- andere Störungen.

Bei den streßspezifischen Reaktionen handelt es sich um Reaktionen,
die rein im Zusammenhang mit dem Verlust einer geliebten Person
stehen. Die unspezifischen Trauerreaktionen können dagegen vielen
unterschiedlichen Stressoren zugeordnet werden. Das Durchleben aller
Trauerphasen kann als typische Trauerreaktion gewertet werden, als die
Trauerarbeit, durch deren Leistung allmählich eine Realitätsanpassung
stattfindet. Damit gilt nach Parkes nur die erste Kategorie als „normale"
Trauer. Alle anderen Kategorien gelten als pathologisch bzw. als außer-
gewöhnlich und durch andere Faktoren beeinflußt.

Alle Beschreibungen in der Fachliteratur machen deutlich, daß der
Übergang zur pathologischen Trauer fließend und äußerst schwer zu
definieren ist. Zu den am häufigsten genannten Kriterien gehören über-
mäßige und anhaltende Schuldgefühle und Depressionen. Doch wann
sind diese Gefühle übermäßig? Gibt es ein qualitatives Unterscheidungsmerkmal?

Parkes zählt Schuldgefühle ohne realen Hintergrund und anhaltende
Depression zu den psychoreaktiven Reaktionen. Er stuft sie damit als
pathologisch ein, wenn diese Gefühle den Ablauf des normalen Alltags

blockieren. Während Depression und Traurigkeit im Alltagssprachgebrauch wenig unterschieden werden, wird hier im psychologischen Sinne Depression durch Entscheidungshemmung und Gefühl der eigenen Wertlosigkeit definiert. Wenn die Traurigkeit ungewöhnlich stark erscheint und die Verhaltensweisen ein Ausmaß einnehmen, das zu einer Blockade beziehungsweise Chronifizierung der Trauer führt, wird dies ebenfalls als pathologisch eingestuft.

> „Ich bin seit 17 Jahren Witwe. Es wird täglich alles schlimmer. Ich habe in der ganzen Wohnung 268 Fotos meines Mannes aufgestellt, damit ich ihn überall sehen kann. Es ist alles so schwer."

Vielfach wird die Dauer der Trauer als ein weiteres wichtiges Unterscheidungsmerkmal verwendet. In der Literatur findet man jedoch darüber die unterschiedlichsten Aussagen. Es sind sehr häufig Angaben zu finden, die bereits eine Trauerzeit, die länger als ein halbes Jahr andauert, als nicht mehr „normal" definieren.

Keinesfalls kann allein aufgrund ihrer ungewöhnlich langen Dauer eine Trauerreaktion als pathologisch eingestuft werden.

> In einer eigenen Untersuchung (1994) erzählte ein 79 Jahre alter Mann:
>
> „Meine Frau ist vor 19 Jahren gestorben. Wir waren 40 Jahre verheiratet und haben so viel zusammen erlebt, den Krieg, den Wiederaufbau und so weiter … Ich habe eine Tanzkurspartnerin, mit der ich auch seit vielen Jahren Urlaubsreisen mache. Aber mit ihr zusammenziehen, das kann ich mir nicht vorstellen. Ich lese viel und kann mich gut allein beschäftigen, aber meine Frau, sie war so eine schöne Frau, sie fehlt mir so sehr."

Dieses Beispiel soll deutlich machen, daß Trauer durchaus über Jahre, sogar über Jahrzehnte dauern kann, ohne „pathologisch" zu sein. Seine Frau, mit der er viele Jahrzehnte verbrachte, fehlt ihm, aber er ist ins Leben integriert. Er hat sich längst in der Welt neu definiert, trotzdem trauert er um seine Frau und um die vielen gemeinsamen Jahre.

Vor allem beim Tod eines Kindes kann man häufig chronische Trauerreaktionen finden. Die Bedeutung, die Kinder in diesem Jahrhundert vor allem durch die Möglichkeit der Empfängnisverhütung bekommen haben, läßt die Stärke der Bindung tendenziell größer werden. Bei einer Totgeburt oder Tod kurz nach der Geburt werden Kinder emotional geradezu unwirklich. Dadurch wird die Trauerreaktion oft beeinträchtigt bis hin zur chronischen Depression.

Das Fehlen von Trauer wird ebenfalls als ein diagnostisches Kriterium verwendet. Fehlende Trauer kann – wie es Helene Deutsch schon 1937 beschrieben hat – durch eine starke emotionale Blockade gegenüber der verstorbenen Person auftreten, beispielsweise durch einen tiefen unbewußten Haß auf diese Person.

Verzögerte Trauer zeigt sich oft bei Menschen, die nach einem Todesfall keine Trauer zeigen konnten. Ursachen dafür können ein zu großer Schock, starke Schuldgefühle oder ein falsch verstandenes Verantwortungsbewußtsein anderen gegenüber sein, das die Trauer unterdrückt. Meist zeigt sich diese Form der Trauer erst bei einem weiteren Verlust. Sie kann dann unter Umständen extrem stark auftreten.

Die Unterscheidung zwischen normaler und pathologischer Trauer anhand dieser Kriterien erscheint mir sehr schwierig. Eher faßbar könnte dagegen das Kriterium „Lebens- bzw. Handlungsfähigkeit" verwendet werden, was Engel (1961) als den Zustand beschreibt, in dem sich die Trauernden wieder sowohl der Freuden als auch der Enttäuschungen in der Beziehung mit dem Verstorbenen erinnern können, ohne Schmerzen zu empfinden, aber auch ohne Verzerrungen wie beispielsweise die Glorifizierung der Toten.

Die Einteilung von J. J. Bojanovsky (1985) ist ebenfalls gut anwendbar. Er stuft die Trauerreaktion dann als krankhaft ein,

- wenn eine schwere Selbstbeschädigung, vor allem ein Selbstmord droht;
- wenn sie zu keiner Reintegration führt, sondern chronisch wird, so daß sie die Lebensqualität des Betroffenen andauernd verschlechtert und seine Rolle in Beruf und Familie von ihm nicht mehr ausreichend besetzt werden kann;
- wenn weitere schwere Komplikationen auftreten, wie zum Beispiel Alkohol- und Drogenmißbrauch, dissoziale Verhaltensweisen oder schwere psychosomatische Störungen und Psychosen (Bojanovsky 1985, S. 331).

Bei der Beurteilung von „pathologischer" versus „normaler" Trauer ist auch zu berücksichtigen, in welchem Verhältnis die Reaktion zum Verwandtschaftsgrad und zur Dauer und Qualität der Beziehung steht.

KAPITEL 3

Kommunikationsregeln 3

Viele begegnen der Aufgabe, die Todesnachricht übermitteln zu müssen, mit der Haltung „Man hat es oder man hat es nicht", als würde uns die Fähigkeit, einfühlsam mit den Betroffenen sprechen zu können, in die Wiege gelegt. Doch auch wenn wir das Gefühl haben, daß uns dieses Glück nicht beschieden sei, können wir Techniken lernen, um unsere Kommunikation wesentlich zu verbessern. Und wenn wir „es haben", dann können wir mit Hilfe dieser Techniken vielleicht noch etwas dazulernen.

Sobald Menschen zusammentreffen, findet automatisch Kommunikation statt, weil jedes Verhalten den anderen etwas mitteilt. Viele sind sich nicht bewußt, welche Fülle von Botschaften sie aussenden und welche sie auf welche Weise empfangen. Obwohl wir von klein auf die Ausdrucksregeln des menschlichen Zusammenseins lernen, beschäftigen wir uns mit ihnen sehr selten auf einer bewußten Ebene. Wir empfangen irgendwelche Signale, die bestimmte Reaktionsweisen in uns auslösen, die wir normalerweise nicht genauer aufschlüsseln.

Die Arbeit mit Menschen basiert auf Kommunikation, und besonders in einem so schwierigen Bereich wie der Übermittlung einer schrecklichen Nachricht sind vorsichtiger Umgang und bewußtes Handeln entscheidend für die Wirkung auf unsere Gesprächspartner.

Doch sehr häufig fehlt es an grundlegendem Handwerkszeug im Bereich der Kommunikation. Die Kommunikationspsychologie bietet viele Regeln, die bei Gesprächen ganz generell hilfreich sind. Nicht zuletzt läßt sich dadurch auch mehr eigene Sicherheit in dieser schwierigen Position erreichen. Im folgenden werden mehrere Modelle und ihre speziellen Anwendungsmöglichkeiten bei der Übermittlung einer schwierigen Botschaft erläutert.

3.1
Kommunikationsverhalten

Kommunikation ist zunächst nichts anderes als ein Verhalten. Jeder
Mensch verhält sich ständig in irgendeiner Art und Weise und kommuniziert dadurch, d. h. er sendet pausenlos Informationen an seine Umwelt.

Betrachten wir zunächst den nächstliegenden Aspekt, den verbalen
Austausch, z. B. bei folgender Szene im Wartezimmer.

Zwei Frauen unterhalten sich:
1. Frau: „In letzter Zeit habe ich immer mehr Probleme mit meinen
          Augen."
2. Frau: „Ja, das ist schrecklich, wenn man nicht mehr gut sieht."

Der verbale Austausch wird genauer gefärbt durch die Stimmlage, die
Lautstärke und die Modulation. Die Sätze können geflüstert werden,
vorwurfsvoll klingen oder monoton vor sich hingeredet sein. Diese Faktoren sind Beispiele dafür, *wie* einige Teile dieser verborgenen Inhalte
transportiert werden. Denn jeder Satz enthält Inhalte, die nicht sofort
offensichtlich sind. Ich werde auf diesen Aspekt später noch genauer
eingehen.

Aber auch diese beiden Frauen, die sich in demselben Szenario auf-
halten, kommunizieren: Zwei Frauen sitzen stumm im Wartezimmer,
beide jeweils in eine Zeitung vertieft.

Auch wenn es im ersten Augenblick paradox klingen mag, diese beiden Frauen senden einander Botschaften. Sie deuten einander an, daß
sie *nicht* miteinander sprechen wollen. Dies ist die Hauptbotschaft, die
natürlich nichts über die Hintergründe angibt, denn während die eine
z. B. aus irgendwelchen Gründen traurig sein kann und sich an der Zeit-
schrift verzweifelt festhält, um nicht loszuweinen, kann die andere sich
bei bester Laune und entspannt darüber freuen, endlich in Ruhe in Illu-
strierten schmökern zu können. Obwohl beide keinen Ton sagen, kommunizieren sie miteinander, senden einander die Botschaft, keinen Kontakt miteinander aufnehmen zu wollen.

Jedes Verhalten ist Kommunikation: Das Axiom *Man kann nicht nicht
kommunizieren* (nach Paul Watzlawick) bedeutet: Sobald man mit
einem zweiten Menschen zusammenkommt, kommuniziert man un-
weigerlich, denn man verhält sich automatisch in irgendeiner Art

und Weise und sendet damit Botschaften an eine oder mehrere andere Personen.

Die Bedeutung der nonverbalen Kommunikation wird häufig unterschätzt. Die meisten Menschen achten auf der bewußten Ebene in erster Linie auf die *verbalen* Informationen. *Was* wird gesagt, welcher Inhalt wird vermittelt? Doch das *Wie* spielt mindestens eine genauso große Rolle für die Kommunikation. Es enthält auch eine Mitteilung, die oft das Gegenteil der verbalen Information sein kann. Wir sind immer wieder verwundert, wenn wir in Fettnäpfchen treten, wenn das von uns Gesagte bei unserem Gegenüber nicht den Anklang findet, den wir erhoffen, oder fühlen uns selbst verletzt, obwohl unsere Gesprächspartner keine Beleidigung beabsichtigten. Genauso scheinbar unerklärlich verhält es sich mit Empfindungen der Sympathie für andere oder dem Gefühl von Vertrauen, mit dem wir manchen Menschen begegnen, obwohl wir sie kaum kennen.

Eine Patientin betritt das Sprechzimmer. Die Ärztin sagt: „Bitte nehmen Sie Platz." Sie kann dabei ihrer Patientin entgegengehen, ihr die Hand schütteln und ihr auf diese Weise nonverbal viel Aufmerksamkeit schenken. Die Ärztin kann dabei lächeln oder die Patientin auch mit ernster Miene begrüßen. Sie kann auch hinter ihrem Schreibtisch sitzenbleiben und während der Begrüßung, ohne aufzusehen, noch ein paar Notizen zum vorigen Gespräch machen.

Selbst eine alltägliche Routinesituation wie die Begrüßung eines Patienten beinhaltet also bereits viele Informationen, und je nachdem, wie die Ärztin ihre Patientin begrüßt, wird diese mit ihrer Erwiderung reagieren. Die Patientin kann erleichtert sein über die Freundlichkeit der Ärztin, eingeschüchtert von ihrem strengen Gesichtsausdruck oder verärgert über die mangelnde Zuwendung.

Kommunikation ist demnach *ein Verhalten, das das Verhalten anderer beeinflußt*. Die Art und Weise, wie die Ärztin ihre Patientin begrüßt, beeinflußt die Reaktion der Patientin. Dieser Tatsache muß man sich v. a. beim Erstkontakt bewußt sein. Hier werden wichtige Informationen über die Personen gespeichert, die sich unter Umständen hartnäckig über lange Zeit halten können.

Kommunikation ist aber auch *ein Verhalten, das vom Verhalten anderer beeinflußt wird*: Eine Patientin betritt das Sprechzimmer. Die Ärztin blickt kurz auf und nimmt die Frau wahr. Je nachdem, in welcher Haltung, mit welcher Mimik und mit welcher Gestik die Patientin das Zimmer betritt, reagiert die Ärztin gelassen, in Erwartung einer schrecklichen Leidensgeschichte oder vielleicht genervt.

Diese beiden Punkte machen deutlich, daß es schwer bis unmöglich ist, einen Punkt Null zu bestimmen, an dem die Kommunikation begonnen hat. Sätze wie „Wenn du nicht … gemacht hättest, dann hätte ich nicht … gemacht!" werden damit überflüssig, denn sie implizieren einen klaren Anfang, der oft nicht gegeben ist. In einem ständigen Kreislauf wird die Kommunikation beeinflußt, d. h. wir beeinflussen uns ständig gegenseitig.

ZUSAMMENFASSUNG

- Wir können nicht *nicht* kommunizieren.
- Wir beeinflussen das Verhalten der Patienten.
- Wir werden vom Verhalten der Patienten beeinflußt.

3.2
Kodierung und Dekodierung

Um den Kreislauf der Kommunikation besser verstehen zu können, schlüsselte der Psychologe Thomas Gordon (1992) den Ablauf der Kommunikation in ihren Strukturen genauer auf (Abb. 1). Kommunikation läßt sich immer durch ein bestimmtes Schema darstellen. Der Sender sendet eine Nachricht an den Empfänger und dieser wiederum gibt eine Rückmeldung, ein Feedback.

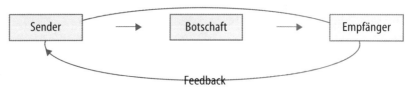

Abb. 1. Kommunikationskreislauf

Herr Müller sitzt in gebeugter Haltung im Krankenhausflur, der Arzt geht auf ihn zu und sagt: „Es tut mir leid, Herr Müller, Ihre Frau ist soeben gestorben." Herr Müller antwortet: „Dann bin ich jetzt ganz allein."

Der Begriff „Feedback" ist vollkommen neutral, d.h. er sagt zunächst noch nichts über die Bewertung der Botschaft aus. Erst die Art des Feedbacks entscheidet, ob die Botschaft des anderen positiv oder negativ aufgenommen wurde.

Gehen wir zurück zum Beispiel.

> Arzt: „Es tut mir leid, Herr Müller, Ihre Frau ist soeben gestorben."
> Herr Müller sitzt in gebeugter Haltung auf seinem Stuhl und sagt: „Sie haben sich nicht genug um sie gekümmert!" und will damit scheinbar einen Vorwurf gegen den Arzt zum Ausdruck bringen. Der Arzt reagiert erschreckt und meint: „Aber wir haben doch alles Menschenmögliche für sie getan!" Herr Müller schaut erstaunt hoch.

Was ist geschehen? Herr Müller, nun zum Sender geworden, kodiert seinen Satz „Sie haben sich nicht genug um sie gekümmert!" durch seinen ärgerlichen Tonfall. Der Arzt dekodiert diesen Satz entsprechend seiner aktuell zur Verfügung stehenden Mittel, bezieht die Antwort auf sich und reagiert erschreckt. Die Kommunikation ist für ihn nicht kongruent, d.h. nicht übereinstimmend.

Das in Abb. 2 dargestellte Schema zeigt, daß eine Nachricht keine objektive Größe ist. Sie wird beeinflußt zum einen durch die Kodierung des Senders (durch seine verbalen und nonverbalen Informationen) und zum anderen vom Empfänger, der selektiv nur einen Teil der Kodierung wahrnimmt. Wie wir kodieren und dekodieren, ist abhängig von der bisherigen Lebenserfahrung, der jeweiligen Rolle und der aktuellen Tagesverfassung. Kodierung und Dekodierung sind dann kongruent, wenn die Formel

Eindruck = Ausdruck

erfüllt ist, d.h. wenn das, was wir von der Botschaft aufnehmen, dem, was der Sender uns vermitteln will, entspricht. In unserem Beispiel versteht der Arzt jedoch die Äußerung des Witwers nicht, da er sich um dessen verstorbene Ehefrau nach bestem Wissen und Gewissen gekümmert hat. Ob dieser Inkongruenz fragt der Arzt nach (was leider häufig als Problemlösungstechnik vergessen wird) und erfährt dadurch, daß Herr

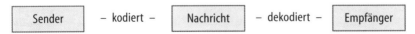

Abb. 2. Kodierung und Dekodierung

Müller – völlig abwesend von der realen Situation – an seine Kinder gedacht hat, die sich in den letzten Jahren kaum mehr um ihre Mutter gekümmert haben. Durch sein Nachfragen, d. h. durch sein Feedback, konnte der Arzt aufklären, weshalb die Reaktion von Herrn Müller so unverständlich war.

Die Übermittlung der Todesnachricht kann noch viele weitere Reaktionsmöglichkeiten auslösen. Beispielsweise könnte Herr Müller unverwandt auf den Boden starren und kein Wort sagen. Diese scheinbare Reaktionslosigkeit könnte Ausdruck einer Schockreaktion sein, aber auch bedeuten, daß Herr Müller den Arzt gar nicht wahrgenommen hat. Auch hier wird wieder die Notwendigkeit deutlich, die Dekodierung, d. h. den Eindruck, mit dem beabsichtigten Ausdruck des Senders zu überprüfen.

Die zweckmäßigste Überprüfung gelingt durch das *aktive Zuhören*. Damit ist gemeint, daß wir nicht nur nicken, sondern den Inhalt des Letztgesagten aufgreifen und zurückgeben, vergleichbar mit einem Tennismatch, bei dem wir uns genau zu der Stelle bewegen müssen, an der der Ball aufkommt, um ihn zurückzugeben. Nur dann kommt das Spiel in Fluß. Wir müssen versuchen, so genau wie möglich das zu erfassen, wovon unser Gesprächspartner spricht, aktiv zuhören, um wahrzunehmen, *was* er sagt und *wie* er es sagt, um daran anzuknüpfen und die passende Reaktion zu zeigen.

Wenn wir ausschließlich unser Ziel verfolgen, schnell zu gewinnen, servieren wir einen Ball nach dem anderen, haben dann vielleicht gewonnen, aber unser Partner bleibt frustriert zurück. Ähnlich verhält es sich mit unserer Kommunikation. Wenn wir versuchen, ein Gespräch schnell hinter uns zu bringen, werden wir vielleicht in kurzer Zeit unsere Informationen los, doch die Patienten bleiben unverstanden und oft ängstlich zurück. Nur dadurch, daß wir zuhören und offen sind für ihren Ausdruck, dies aufgreifen und evtl. in eigenen Worten wiedergeben, kommt unsere Kommunikation in Fluß, und beide Seiten sind zufrieden (Abb. 3).

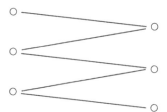

Abb. 3. Kommunikationsfluß

Angehörige:	„Es kann nicht sein, ich kann es nicht glauben, daß er tot sein soll."
Arzt:	„Ich weiß, es ist unvorstellbar."
Angehörige:	„Ich habe ihm gestern noch das Fahrrad geputzt."
Arzt:	„Mmh. Gestern war die Welt noch in Ordnung. Wir können es uns oft gar nicht vorstellen, daß etwas so schnell passieren kann."
Angehörige:	„Ja, wer denkt da schon dran, wenn man ganz harmlos in der Sonne sitzt und ein Fahrrad putzt."

ZUSAMMENFASSUNG

- Beachten, daß Kodierung und Dekodierung zu Inkongruenz führen können.
- Aktiv zuhören.
- Feedback geben.

3.3
Verdeckte Informationen

Aus der Wichtigkeit dieser unterschwelligen Informationen ergibt sich die Notwendigkeit, die Dekodierung genau zu überprüfen. Watzlawick (1991) betont, daß in jedem Sachbeitrag immer ein persönlicher und damit gefühlsmäßiger Anteil enthalten ist, und unterstreicht damit den Aspekt der Beziehung. Sein zweites Axiom lautet: *Jede Kommunikation hat einen Inhalts- und einen Beziehungsaspekt.* Durch die Art und Weise, wie man mit jemandem spricht, mit welchem Tonfall, welcher Mimik und Gestik, gibt man seinem Gegenüber zu verstehen, was man von ihm hält. Und da man nicht *nicht* kommunizieren kann, ist dies nicht zu vermeiden.

Der Hamburger Psychologe Schulz von Thun (1981) unterteilt diese Aspekte noch weiter. Bei jeder Kommunikation gibt es einen Sender, der scheinbar *eine* Botschaft an den Empfänger aussendet. Doch genauer betrachtet stecken in jeder Botschaft unterschiedliche Informationen. Er beschreibt in seinem Erklärungsmodell 4 Seiten einer Nachricht: Selbstoffenbarung, Beziehung, Appell und Sachinhalt (Abb. 4).

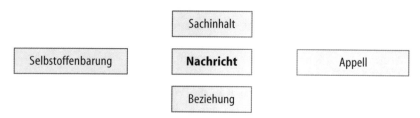

Abb. 4. Vier Seiten einer Nachricht. (Nach Schulz von Thun)

Nehmen wir folgende Situation: Eine Frau kommt ins Krankenhaus, und die Ärztin teilt der Angehörigen mit, daß ihr Mann hirntot ist. Verzweifelt sagt die Frau: „Aber die in der Uniklinik können ihn noch retten."

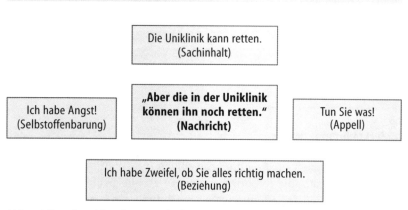

Abb. 5. Die aufgeschlüsselten Botschaften

Diese 4 Aussagen (Abb. 5) können in diesem kurzen Satz stecken. Mit dieser Aufschlüsselung kann zunächst nicht gesagt werden, auf welchen Aspekt die Senderin ihren Schwerpunkt legt. Deutlicher wird dies erst durch ihre Kodierung durch Stimmlage, Mimik und Gestik, d.h. durch ihre nonverbale Kodierung zum Ausdruck gebracht.

Was davon die Empfängerin nun wahrnimmt, hängt von ihrer Dekodierung und damit auch von ihrer Wahrnehmungsfähigkeit ab. Denn analog zu den 4 Seiten einer Botschaft kann man sich die „4 passenden Ohren" vorstellen, mit denen wir gewillt bzw. entsprechend unseren aktuellen Bedingungen fähig sind, Informationen aufzunehmen. Zu diesen Bedingungen auf seiten der Ärztin gehören ihre bisherigen Lebenserfahrungen, ihre Beziehung zu der Angehörigen, ihre augenblickliche Rolle und natürlich ihre aktuelle Tagesverfassung.

Die Witwe in unserem Beispiel setzt die Ärztin mit ihrer Äußerung „Aber die in der Uniklinik können ihn noch retten" emotional stark unter Druck. Das führt meist dazu, daß bei der Empfängerin vor allem das „Beziehungsohr" aktiviert wird. Die Ärztin kann sich nun angegriffen fühlen,

- weil sie sich selbst des Gefühls nicht erwehren kann, versagt zu haben, obwohl sie alles getan hat, was nur irgendwie möglich war,
- weil die Witwe eine Stimme wie die Mutter der Ärztin hat und sie sich sofort an alte Zeiten ihrer Kindheit erinnert fühlt,
- weil sie selbst an der Hirntoddiagnostik zweifelt,
- weil sie noch sehr unerfahren ist und sich in ihrer Kompetenz und Rolle nicht genügend akzeptiert fühlt,
- weil sie heute morgen bereits Ärger mit ihrem Chef hatte, d. h. aufgrund ihrer schlechten Tagesverfassung,
- weil sie sich ungenügend vorbereitet fühlt, eine derartige Nachricht zu übermitteln und anscheinend diese Unsicherheit offensichtlich wurde.

Nehmen wir an, die Ärztin ist in einer schlechten Tagesverfassung und steht durch die vielen Unfälle heute stark unter Streß. Sie reagiert, wird damit wieder zur Senderin, und antwortet der Witwe: „Die können Ihren Mann auch nicht wieder lebendig machen." Die Witwe erstarrt und beginnt dann leise zu weinen.

Allgemein gesprochen können beim Empfänger – v. a. in einer angespannten Situation – natürlich viele Faktoren Unsicherheit und Verärgerung hervorrufen. Deshalb ist es für den Sender besonders wichtig, vor allem den Beziehungsaspekt einer Botschaft zu bedenken. Auf diesen speziellen Aspekt sollte

- sowohl der Sender bei seiner Wortwahl und seinem verbalen und nonverbalen Ausdrucksverhalten achten
- als auch der Empfänger, um dies bei der Verarbeitung einer Botschaft in Rechnung zu stellen.

Für die junge Ärztin ist die Reaktion der Witwe sicherlich leichter zu ertragen, wenn sie bedenkt, daß diese sich in einer Ausnahmesituation befindet. Angst ist eine normale Trauerreaktion, auch wenn sie sich manchmal in Wut und Zweifel ausdrückt. Doch geht es dabei in der Regel nicht um die aktuell anwesende Person, sondern um den Ausdruck überwältigender Gefühle. Entscheidend für eine gelingende Verständigung ist dabei der Selbstoffenbarungsaspekt dieser Witwe, die Mitteilung, die sie über sich selbst macht, nämlich: „Ich habe Angst!"

ZUSAMMENFASSUNG

- Die Ebenen der Kommunikation – Beziehung, Selbstoffenbarung, Appell und Sachinhalt – beachten.
- Die eigene Anfälligkeit für Mißverständnisse beachten.

3.4
Die innere Haltung

Unsere innere Haltung ist entscheidend dafür, wie offen wir für die verschiedenen Botschaften unserer Gesprächspartner sind. Selbstverständlich sendet die oben genannte Witwe neben der Selbstoffenbarung auch einen Appell. Sie wünscht sich dringlich, daß die junge Ärztin etwas tut, nämlich vor allem, daß sie den Verstorbenen wieder lebendig macht.

Diesem Appell kann die Ärztin natürlich nicht nachkommen. Sie kann aber helfend auf die Selbstoffenbarungsseite der Botschaft eingehen. Auf dieser Seite sagt die Witwe, sie habe Angst. In dieser Situation ist es ganz entscheidend, darauf einzugehen, da hier die aktuelle Not unserer Gesprächspartnerin deutlich zum Ausdruck kommt.

Wieweit wir in der Lage sind, die emotionalen Aspekte der Kommunikation wahrzunehmen und vor allem darauf einzugehen, hängt nach Carl Rogers (1988) von mehreren Faktoren ab: unserer Kongruenz, unserer Empathie und unserer Wertschätzung für den Gesprächspartner.

3.4.1
Kongruenz

Wie können wir einen guten und stimmigen Kontakt zu unseren Gesprächspartnern herstellen, wenn uns Gefühle wie Unsicherheit, Angst, Ärger und dergleichen zu schaffen machen?

Ein sehr häufiges Verhaltensmuster ist, sich an Formalitäten festzuhalten. Diese geben uns Halt. Hier geht es um Fakten, die unbestreitbar feststehen. Ein guter Rapport, d.h. ein guter emotionaler Kontakt, ist dadurch noch lange nicht hergestellt, denn in der Regel wirkt das Abhaken einer Reihe von Fakten, Maßnahmen etc. sehr kalt. Und Kälte provoziert meist Rückzug.

Wenn wir die Bereitschaft dazu aufbringen wollen, für derart schwierige Gesprächssituationen offen zu sein, müssen wir zunächst für uns selbst offen sein. Dazu gehört zuallererst, daß wir uns die eigenen Gefühle eingestehen.

> „Nun bin ich schon so viele Jahre im Beruf, aber jedes Mal, wenn ich einem Patienten sagen muß, er habe Krebs oder sonst was, dann spüre ich schon, wie sich mein Magen zusammenkrampft. Ich kann das nicht einfach locker nehmen. Es macht mir nach wie vor viel aus, und ich habe Angst vor solchen Situationen."

Die meisten Menschen haben Angst vor einer derartigen Aufgabe oder empfinden zumindest ein großes Unbehagen. Doch es lohnt sich, genauer hinzusehen. Wovor haben wir eigentlich wirklich Angst?

Wir haben Angst,

- nicht die richtigen Worte zu finden,
- die eigenen Gefühle nicht im Griff zu haben,
- den Schmerz des anderen nicht aushalten zu können,
- hilflos dabeizusitzen, ohne zu wissen, was wir tun können.

Genauer betrachtet heißt dies, wir haben in erster Linie Angst vor uns selbst bzw. vor unseren Gefühlen.

Diese Angst und Unsicherheit sind vollkommen normal. Sie gehören mit zu unserem Leben, und kein Mensch ist jeder Situation völlig problemlos „gewachsen". Jeder spürt irgendwann ein Gefühl von Beklommenheit. Leider vergessen viele Menschen diese Normalität und das vielleicht auch Sinnvolle dieser Unsicherheit, und anstatt sie als einen Motor für neue Überlegungen zu nützen, verstecken sie sich lieber hinter undurchdringbaren Fassaden. Statt neue Verhaltensmuster zu erproben, bleibt scheinbar als einzig mögliche Ausdrucksform nur Nüchternheit oder Verhärtung. Die Kälte dient als Schutzpanzer für die eigenen Gefühle.

Diese Abwehr der eigenen Gefühle schafft im Gespräch nicht nur eine kalte Atmosphäre, sondern auch ein Gefühl fehlender Echtheit, das einen offenen Austausch blockiert. Die Auseinandersetzung mit uns und unseren Gedanken ist eine wichtige Voraussetzung, um im Gespräch kongruent sein zu können. Kongruenz im Sinne von Rogers heißt: Übereinstimmung zwischen Einstellung, Ausdrucksverhalten und Mitteilung. Voraussetzung für diese Kongruenz ist, daß wir unser auch selbst gewahr sind. Dazu zählen natürlich auch die bereits erwähnten früheren Erfahrungen, unsere derzeitige Verfassung und unsere momentanen Gefühle.

Mit diesem Bewußtsein über uns können wir kongruent unsere Rolle einnehmen. Es geht dabei aber nicht darum, unseren Gefühlen freien Lauf zu lassen und beispielsweise unseren aktuellen Ärger auszuleben. Rogers empfiehlt zwar in der Therapie, den Patienten die eigenen Gefühle in der Situation mitzuteilen, aber in der Arbeit mit schwerkranken Patienten und deren Angehörigen gelten andere Regeln. Hier ist das eigene Ausdrucksverhalten auf Gefühle von Trauer, Unsicherheit oder Mitgefühl beschränkt. Wir können einem Patienten, dem wir die Diagnose seiner schweren Krankheit übermitteln müssen, unser Mitgefühl ausdrücken, indem wir sagen:

> „Es tut mir sehr leid, Ihnen dies mitteilen zu müssen. Ich wünschte, ich könnte Ihnen Besseres sagen."

Andererseits gibt es aber einige Gefühle, die wir aufgrund unserer Rolle und aufgrund der schwierigen Situation für uns behalten müssen. Auch wenn Hinterbliebene voller Trauer vor uns stehen, können sie trotzdem nicht nur Mitleid, sondern auch negative Gefühle in uns auslösen. Wenn jemand redundant immer wieder die gleichen Fragen stellt, können wir ungeduldig bis ärgerlich werden; ein uns unangenehmes Äußeres löst bei uns vielleicht Ekel aus; ein kaltes, distanziertes Verhalten macht uns unsicher bis wütend. Wie können wir kongruent bleiben, ohne diese Gefühle auszudrücken?

Grundvoraussetzung dafür ist, daß wir uns diese Gefühle eingestehen und sie akzeptieren. Damit haben wir oft Schwierigkeiten. Dürfen wir vor jemandem Ekel empfinden, der in tiefer Trauer ist?

Unsere Gedanken und Gefühle entsprechen nicht immer den herkömmlichen Vorstellungen. Wir können Wut, Ärger, Ekel und ähnliche Gefühle nicht einfach „wegdenken". Diese Gefühle sind vorhanden, ob wir es wollen oder nicht. Um professionell mit ihnen umgehen zu können, ist es wichtig, sie uns einzugestehen. Was uns bewußt ist, wird handhabbarer. Wir können tief durchatmen und uns beispielsweise mit einem Relativierungssatz helfen:

- „Er kann nichts dafür, daß er mir unsympathisch ist."
- „Vielleicht gibt es Gründe, warum sie so kalt reagiert."
- „Ich sollte noch ein wenig Geduld aufbringen."
- „Sie muß nicht mir zuliebe so reagieren, wie ich es besser finde."

Relativierungssätze haben die Funktion, den streßreichen Moment erträglicher zu machen. Wir machen den inneren Druck geringer, indem wir der Situation eine andere Bewertung geben. Damit verändern wir etwas in uns, denn es ist sicherlich nicht angebracht, unsere negativen Empfindungen dem Patienten oder dem Angehörigen mitzuteilen, denn dieser kann in seinem eigenen Gefühlschaos damit bestimmt nicht umgehen. Die meisten Betroffenen fühlen sich sehr klein und hilflos, und wir müssen aufpassen, sie nicht noch kleiner und hilfloser zu machen.

Ähnlich verhält es sich mit unseren Ängsten. Die Patienten und die Angehörigen brauchen von uns eine gewisse Stabilität. Wenn wir ihnen nun unsere eigenen Ängste mitteilen, werden wir ihnen kaum genügend Halt geben können. (Ich meine damit nicht ärztliche Befürchtungen, die sich auf die Krankheit des Patienten oder auf die ungünstige Prognose beziehen, sondern eigene Ängste, wie z. B. Ängste vor dem eigenen Tod.)

Trotz allem sind diese Gefühle da. Statt sie den Patienten mitzuteilen, können wir in eine Art inneren Dialog eintreten, gleichsam eine innere Feedback-Schleife laufen lassen, und uns selbst immer wieder fragen: Was mache ich eigentlich gerade? Was ist mit mir los? Warum reagiere ich so?

Dies ist natürlich wesentlich einfacher gesagt als getan. Aber es ist – wie so vieles – Übungssache. Solange wir prinzipiell die Bereitschaft haben, unser Verhalten zu reflektieren, solange wir prinzipiell dazu bereit sind, unsere Gefühle wahrzunehmen, zu akzeptieren und dann die emotionale Wendung zu den Bedürfnissen des Gesprächspartners zu vollziehen, können wir kongruent kommunizieren.

3.4.2
Empathie

Wenn wir mit uns selbst im reinen sind, haben wir meist eine viel höhere Bereitschaft, die Gefühle anderer wahrzunehmen. Anderenfalls bemerken wir entweder gar nicht, in welcher Verfassung unser Gegenüber ist, oder es entgehen uns wichtige Anteile davon. Vielleicht gehen wir auch aufgrund einer inneren Blockade nicht darauf ein und verhalten uns so, als wäre unsere Beobachtung nicht existent. In der Arbeit mit Trauernden und Angehörigen von Schwerkranken ist die Kommunikation auf der Gefühlsebene jedoch für einen guten Kontakt besonders entscheidend.

Gordon (1992) weist auf die Bedeutung von „Türöffnern" hin. Türöffner sind kurze Botschaften, durch die man seinem Gegenüber ganz explizit Interesse an einem Gespräch signalisiert bzw. gleichsam die Erlaubnis gibt, etwas ausführlicher über ein Thema zu sprechen:

- „Wie ist es Ihnen nach der Untersuchung ergangen?"
- „Ich würde gerne Ihre Meinung dazu hören."
- „Sie erleben die Patientin viel intensiver als ich. Wie würden Sie ihren Zustand einschätzen?"
- „Ich kann mir gut vorstellen, daß für Sie jetzt die Situation zu Hause sehr schwierig ist."

Um Patienten oder Angehörige zu einem offenen Gespräch zu ermutigen, reicht oft passives Zuhören, d. h. nur schweigend zuzuhören, nicht aus. Was sie zu erzählen haben, ist häufig schambesetzt. Manche Angehörige befürchten, daß es unpassend wirkt oder die Familie kompromittiert. Von Zeit zu Zeit ist es deshalb wichtig, Aufmerksamkeitsreaktionen zu zeigen, um zu signalisieren, daß man Interesse und damit auch Respekt empfindet und nicht nur zerstreut seinen eigenen Gedanken nachhängt und sich damit vom Gesprächspartner abwendet. Dazu gehören der Blickkontakt und ab und zu ein Nicken als Zeichen dafür, daß man innerlich dabei ist. Neben diesen nonverbalen Aufmerksamkeitsreaktionen kann man von Zeit zu Zeit ein „Mm-hmm" (jedoch nicht nach jedem zweiten Wort!), ein „Ich verstehe.", „Interessant!" oder dergleichen äußern.

Trauer ist mit vielen Gefühlen verbunden, die oft schwer in Worte zu fassen sind. Trauernden, die akut mit einer schockierenden Nachricht konfrontiert worden sind, fällt das Formulieren ohnehin schwer. Ihre Gefühle bleiben eher auf einer vorsprachlichen Ebene, und es erscheint ihnen manchmal unvorstellbar, verbal auszudrücken, was in ihnen vorgeht. Deshalb ist es für sie hilfreich, von uns dafür Anhaltspunkte zu erhalten.

Mit dem Ansprechen von Gefühlen können wir den Trauernden unser Verstehen signalisieren. Dazu müssen wir auf ihre Gefühle achten und diese in adäquater Weise spiegeln, d. h. mit unseren Worten wiedergeben, was sie wohl im Moment empfinden. Auch für uns ist es nicht immer leicht, diese Gefühle in die richtigen Worte zu fassen.

Frau Huber hat soeben erfahren, daß sie tatsächlich HIV-positiv ist. Die Patientin sitzt vor uns auf dem Sessel in gebeugter Haltung und starrt auf den Boden.

Arzt:	„Ich weiß, es ist furchtbar, wenn man so eine Nachricht hört."
Patientin:	„M-hm."
Arzt:	„Die Gedanken drehen sich im Kreis, und man fühlt sich wie gelähmt."
Patientin:	„Ich weiß gar nicht, was ich sagen soll."
Arzt:	„M-hm. Es gibt Situationen, da fehlen einem die Worte."
Patientin:	„Was soll ich denn jetzt machen?"
Arzt:	„Ich kann mir gut vorstellen, daß Sie jetzt sehr verzweifelt sind und nicht mehr wissen, wie es weitergehen soll. Sie brauchen jetzt Zeit. Wir können gemeinsam überlegen, was und wer Ihnen am besten helfen kann."

Bei diesen Gesprächen ist es wichtig, auf die eigene Sprechweise zu achten, d.h. auf die Satzmelodie, die Lautstärke und natürlich auch auf die Körperhaltung. Denn nicht nur, *was* gesagt wird, sondern auch, *wie* es gesagt wird, spielt eine große Rolle. Ein Ansprechen der Gefühle ohne eine einfühlsame Tonlage wird in den meisten Fällen das Ziel verfehlen. *Wir* müssen uns der jeweiligen Situation und unserem Gegenüber anpassen.

Dies gilt auch für das inhaltliche Tempo des Gesprächs. Die Geschwindigkeit muß immer von den Patienten bestimmt werden, denn nur sie können spüren, wann sie was aufnehmen können. So wie Menschen unterschiedliche Persönlichkeiten sind, haben sie auch ein unterschiedliches Aufnahme- und Verarbeitungstempo.

Um unsere Empathie ausdrücken zu können, sollten wir alle diese Aspekte berücksichtigen. Vieles davon machen wir schon automatisch, doch kann es hilfreich sein, uns unser Vorgehen bewußter zu machen. Zum Beispiel kann unsere Ungeduld in Streßsituationen leicht die Oberhand gewinnen. Wir werden schnell von unserem Alltag aufgefressen, was unsere Wahrnehmungsfähigkeit und unsere Bereitschaft, auf andere zuzugehen, blockieren kann.

> „Letzte Woche hatte ich mir nach einem langen Arbeitstag noch ein
> schwieriges Gespräch auf den letzten Termin gelegt. Als es dann
> Abend war, dachte ich nur noch, hoffentlich hab ich das gleich hinter
> mir. Ich war nur noch fertig. So lief auch das Gespräch, und hinterher
> war ich noch unzufriedener als vorher."

Alltagsstreß, Erschöpfung und dergleichen machen es uns schwer, auf
die Gefühle unserer Patienten einzugehen. Es kostet mehr Mühe, uns in
Situationen, in denen wir selbst überlastet sind, auf andere voll einzustellen. Unsere Bereitschaft und Offenheit sinken mit steigender Erschöpfung.

Wenn wir die Gefühle unserer Gesprächspartner wahrnehmen, sollten wir nicht nur auf die emotionalen Inhalte achten, sondern auch auf
deren Intensität.

Eine Angehörige hat gerade vom Tod ihres Vaters erfahren. Sie sitzt in
ihrem Stuhl, schüttelt den Kopf und schlägt sich kurz die geballte
Faust der linken Hand in die rechte. Sie blickt anschließend auf und
zuckt kurz mit ihren Schultern. Wenn wir nun aufgrund einer selek-
tiven Wahrnehmung nur die geballte Faust sehen und daraufhin der
Frau spiegeln, daß sie unheimlich wütend sei, wird sie uns vermutlich
etwas verwundert ansehen. Vielleicht entgegnet sie uns daraufhin:
„Nein, ich bin nur völlig ratlos."

Unsere Wahrnehmung des Wutanteils war trotzdem nicht falsch. Es
waren Wutaspekte in ihrem Ausdrucksverhalten, doch sie waren nicht
das Wesentliche. Für sie war vor allem ihre Ratlosigkeit wichtig. Beim
Spiegeln der Emotionen kommt es auch darauf an zu verstehen, welche
Emotion gerade am wichtigsten ist.

Natürlich können wir die Gefühle, die wir spiegeln wollen, nicht
immer gleich richtig erfassen und finden auch nicht immer die richtigen
Worte. Es ist nicht nötig, das zu beschönigen oder zu verleugnen. Deshalb muß das Gespräch nicht abreißen. Die Reaktion des Gesprächspartners hilft uns zu immer genauerem und einfühlsamerem Verstehen.

3.4.3
Wertschätzung

Wenn wir einen Beruf ergreifen, lernen wir viel an Technik und wissenschaftlichen Erkenntnissen. Oft kommt dabei der Blick auf den Menschen, mit dem wir es zu tun haben, zu kurz.

Es gibt natürlich viele Beweggründe, warum wir einen Beruf auswählen, aber neben dem Interesse am Fach birgt eine Berufswahl, die den intensiven Kontakt mit anderen voraussetzt, automatisch eine bestimmte Haltung gegenüber Menschen in sich, manchmal, ohne daß wir uns dessen bewußt sind.

Man könnte meinen, es wäre ideal, wenn wir auf jeden Menschen ohne jegliche Vorbehalte zugehen könnten, wenn wir frei wären von Beurteilungen und Bewertungen, nur einfach die Person sähen, wie sie ist. Doch dieses Ideal entspricht nicht im geringsten der Realität, denn unsere Haltung anderen Menschen gegenüber ist geprägt von den bereits genannten Faktoren

- bisherige Lebenserfahrungen,
- jeweilige Rolle,
- aktuelle Tagesverfassung.

Wir gehen mit einer ungeheuren Fülle von Vorerfahrungen auf andere zu. Jede Wahrnehmung ist von vielen Faktoren gefärbt, denn jeder Mensch verfügt über eine mehr oder weniger lange Erfahrung mit anderen Menschen. Diese Wahrnehmung führt natürlich zu Vorurteilen und Bewertungen, doch diese sind nicht nur problematisch, sondern im Gegenteil auch wichtig, um uns Orientierung und Halt zu geben.

Diese Übertragungen von bisherigen Erfahrungen auf neue geschehen v. a. bei Erstkontakten. In den meisten Fällen läuft dies unbewußt ab. In Sekundenschnelle werden auf beiden Seiten alte Schubladen geöffnet.

Menschen sind in der Regel nicht von sich aus „objektiv" sympathisch oder unsympathisch, obwohl es natürlich bestimmte Schemata gibt, auf die wir reagieren. Diese Schemata sind meist kulturell beeinflußt: Ein Mensch, der bei uns als nett bezeichnet wird, muß deshalb in Afrika nicht unbedingt genauso eingestuft werden.

Aber selbst innerhalb unseres Kulturkreises gibt es große Unterschiede. Warum manche Menschen uns sympathisch sind oder auch nicht, hängt zum großen Teil von uns selbst und unserer Geschichte ab. Manchmal genügt ein Name, der uns an jemanden erinnert, der uns irgendwann unangenehm war. Dieses Signal reicht manchmal schon aus, um die gleichen alten Emotionen hervorzurufen. Oft ist es die Ähnlichkeit mit jemandem, das Äußere, die Bewegung oder die Sprechweise, die ein altes Muster in uns hervorruft.

Aber auch die jeweilige Rolle, in der man Menschen begegnet, ist ausschlaggebend für die Kommunikation. Beim morgendlichen Gespräch mit dem Partner verhalten wir uns in einer anderen Weise als eine halbe Stunde später mit den Patienten. Wenn wir nach getaner Arbeit wieder nach Hause kommen und die Kinder um uns herumspringen, sind wir wieder in einer anderen Rolle, die unser Verhalten prägt. Wir schlüpfen zum Teil immer noch in die alte Kindrolle, wenn wir in unser Elternhaus zurückkommen, selbst wenn wir längst erwachsen sind. Wo wir auch sind, wir begegnen den Menschen immer entsprechend unserer aktuellen Rolle.

Selbst wenn wir in unserem Fach noch so gut ausgebildet sind und unserer Rolle angemessen handeln, unser Verhalten ist auch immer geprägt durch die aktuelle Tagesverfassung. An Tagen, an denen wir gut ausgeschlafen sind und uns wohl fühlen, sind wir lange nicht so leicht zu erschüttern wie an Tagen, an denen wir schon am frühen Morgen mit Spannungen und Kopfschmerzen aufwachen. Ärger mit dem Chef wird dann noch ein übriges tun, uns über alles aufzuregen, was sich uns in den Weg stellt.

In welcher Verfassung wir als Ärzte oder therapeutische Helfer auch immer sind, unsere Patienten haben ein Recht darauf, uns zumindest mit einer professionellen Haltung vorzufinden. Trotz allem ist es sinnvoll sich einzugestehen, daß man heute keinen guten Tag hat oder daß uns unser Gegenüber unsympathisch ist. Wir sollten ruhig ehrlich zu uns sein. Es gibt nun einmal diese Tage, und es gibt diese Patienten.

Nur wenn wir wirklich ehrlich zu uns sind und uns dies eingestehen, können wir auch den nötigen Abstand zu uns selbst entwickeln.

Dieser Abstand erlaubt es uns auch, die Verhaltensweisen unseres Gegenübers mit einer gewissen wohlwollenden Distanz zu betrachten. Mit der Distanz nämlich, die es uns erlaubt, offen für die Reaktionen des anderen zu sein, und die es ihm erlaubt, sich so zu verhalten, wie er ist, ohne daß wir etwas persönlich nehmen oder ihn verurteilen. Wir müssen eine innere Distanz zu unseren automatischen und unvermeidlichen Bewertungen entwickeln, die trotzdem oder gerade deshalb in Wertschätzung mündet. Wir können damit die Patienten wahrnehmen und sie so sein lassen, wie sie sind. Gleichgültig ob jemand schreit oder weint oder vollkommen erstarrt – es ist in Ordnung. Welche Reaktion der Patient auch immer zeigen mag, es ist wichtig, daß wir uns immer darüber im klaren sind, daß wir nicht wissen, wie wir in einer derartigen Krisensituation reagieren würden, es sei denn, wir hätten dies bereits erlebt.

Mit dieser Grundeinstellung, den anderen unabhängig von unseren eigenen Empfindungen und Wertvorstellungen zu respektieren, können wir versuchen, eine gute therapeutische Beziehung einzugehen. Durch die Wechselwirkung der Kommunikation ist diese Beziehung wiederum die Basis für ein offenes Ohr bei unseren Gesprächspartnern. Solange sie auf der persönlichen Ebene sicher sein können, daß ihnen keine Gefahr droht, daß ihnen niemand etwas „Böses" will, solange können sie – wie wir – beruhigt die Inhaltsebene einer Äußerung aufnehmen.

Trauernde können die Inhalts- und die gefühlsmäßige Ebene in ihrer Streßsituation oft nicht trennen. Um so wichtiger ist es, ruhig zu bleiben und sie in ihren Ängsten zu respektieren, d. h. – wie Psychologen sagen – sie da abzuholen, wo sie sind, nämlich bei ihren Gefühlen. Wenn die Trauernden und Angehörigen spüren, daß wir nicht leichtfertig über sie, ihre Sorgen, Nöte, Ängste und Gefühle hinweggehen, sondern sie ernst nehmen, können wir einen guten Rapport herstellen als eine Basis, auf der wir ihnen in ihrem Tempo auf der Inhaltsebene Informationen geben können.

ZUSAMMENFASSUNG

- Einen guten Kontakt herstellen.
- Sich der eigenen Gefühle gewahr werden.
- Relativierungssätze verwenden.
- „Türöffner" benützen.
- Aufmerksamkeitsreaktionen zeigen.
- Das Tempo der Betroffenen respektieren.
- Die Gefühlsebene ansprechen.
- Den Patienten mit Wertschätzung begegnen.
- Offen für die Reaktionen der Patienten sein.

KAPITEL 4

Aufklärung über eine unheilbare Krankheit 4

Kommunikationsregeln bieten ein gutes Handwerkszeug für die Gesprächsführung. Sie stellen Richtlinien dar, an die man sich in diesen schwierigen Gesprächssituationen halten kann, doch die Überwindung der eigenen Ängste wird dadurch nicht notwendigerweise erreicht. Neben der Übermittlung der Todesnachricht gehören Gespräche mit Schwerkranken zu den belastendsten Momenten für medizinisches Fachpersonal. Viele spüren ihre Unsicherheit und die damit verbundene Sprachlosigkeit. Wie kann man jemandem vermitteln, daß er oder sie todkrank ist? Was wollen die Kranken überhaupt wissen? Was sagt man als Arzt den Angehörigen?

4.1
Gespräche mit Patienten

Ein Patient will natürlich nach seinen Untersuchungen wissen, was ihm denn nun fehlt. „Das", antwortet der Professor, „geht dich gar nichts an – Hauptsache, ich weiß es."

Dieses Zitat, das Sauerbruch zugeschrieben wird, beschreibt eine Möglichkeit, mit Kranken umzugehen. Vermutlich wird diese Vorgehensweise insofern von Erfolg gekrönt sein, als der Patient nicht noch einmal wagt nachzufragen.

Andererseits ist die Versuchung groß, Schwerkranken gegenüber zu beschwichtigen, zu beschönigen und ihnen gut zuzureden: „Es wird schon wieder."

Doch neben Tabuisieren und Bagatellisieren gibt es auch angemessene Offenheit, von der in der Regel beide Seiten profitieren. Wenn die Betroffenen schon über ihre Diagnose Bescheid wissen, ist es meist leichter, mit ihnen zu reden. Doch zunächst muß ihnen die Hiobsbotschaft übermittelt und oft auch die Frage „Wie lange habe ich noch zu leben?" beantwortet werden.

4.1.1
Eigene Betroffenheit

Kein Mensch übermittelt gern eine negative Nachricht. Den meisten Ärzten liegen Termine, bei denen sie Patienten die Diagnose einer Krankheit mit ernster Prognose mitteilen müssen, schwer im Magen. Vielen sind Situationen wie die folgende sicherlich vertraut:

> „Ich kenne die Frau jetzt seit mehr als 25 Jahren. Ich kenne sie noch als Jugendliche und natürlich ihre ganze Familie, und jetzt das. Der Befund ist eindeutig: Brustkrebs, und in einer halben Stunde kommt sie, und ich muß ihr sagen, was bei ihrer Untersuchung herausgekommen ist."

Das eigene Empfinden und Mitleiden wird um so stärker, je länger wir die Patienten kennen. Die innere Distanz, die wir unter Umständen bei einem relativ fremden Menschen aufrechterhalten können, läßt sich bei vertrauten Patienten schwer bewahren. Natürlich steigt erfahrungsgemäß mit der Vertrautheit auch umgekehrt die Erwartung der Patienten an uns. Da wir von der Kommunikation mit unseren Patienten ebenfalls beeinflußt werden, erhöht sich auch dadurch unser eigenes emotionales Engagement.

Im Laufe der Berufsjahre müssen wir immer wieder von Menschen Abschied nehmen, und je häufiger wir dies erleben, desto größer wird – bewußt oder unbewußt – auch unsere eigene Angst vor der Einsamkeit und schließlich der eigenen Sterblichkeit. So macht es manchmal auch unsere eigene Betroffenheit schwerer, die nötige Offenheit aufrechtzuerhalten.

Durch die Unmöglichkeit, nicht zu kommunizieren, spüren die Patienten häufig das Schutzbedürfnis des Arztes, und manche nehmen ihm seine Aufgabe ab, indem sie von sich aus auf ihn zugehen und sagen: „Ich weiß, ich habe Krebs." Bei dieser Form der Kommunikation besteht die Gefahr einer Rollenumkehrung. Wir als Ärzte müssen achtgeben, daß wir die Patienten aufklären und nicht die Kranken beginnen, auf uns Rücksicht zu nehmen.

„Ich sah dem Arzt schon an, daß er mit sich kämpft. Er war so nervös und konnte mich nicht richtig anschauen. Er redete pausenlos auf mich ein, sprach davon, daß noch nichts gesichert sei, und noch irgend etwas über weitere Untersuchungen, die wir noch machen müßten. Ich habe zwar nichts verstanden, aber trotzdem war mir alles klar. Ich habe ihn dann einfach unterbrochen und ihm gesagt: ‚Herr Doktor, ich weiß schon, ich habe Krebs.‘ Er guckte mich mit großen Augen an und sagte nur: ‚Ja.‘ Er schien richtig erleichtert zu sein über meine Hilfe.“

Die eigene Betroffenheit ist je nach dem Alter unseres Patienten unterschiedlich. In der Regel ist es schwerer, einem jungen Menschen die Nachricht seiner lebensbedrohlichen Krankheit übermittel zu müssen als einem älteren. Der Tod von Kindern und Jugendlichen läßt ein Gefühl von Ungerechtigkeit entstehen. „Warum muß ein so junger Mensch sterben?“ oder „Sie könnte meine Tochter sein!“ sind typische Gedanken.

Allerdings ist dies auch oft abhängig vom eigenen Lebensalter, denn auch Gleichaltrige lösen in uns starke Betroffenheit aus, vor allem wenn wir selbst allmählich unser Alter spüren und beginnen, uns mit unserer eigenen Endlichkeit auseinanderzusetzen. Je näher wir selbst betroffen sind, desto befangener reagieren wir.

Die eigene Befangenheit sollten wir im Umgang mit unheilbar kranken Menschen immer mit berücksichtigen und sie uns zugestehen. Sie beeinflußt unbewußt unsere Gespräche, und genau deshalb ist es wichtig, sie vor dem Gespräch auf die bewußte Ebene zu holen. Diese eigenen Anteile können zwar einerseits ein hohes Maß an Mitleid hervorrufen und eine große Einfühlsamkeit bewirken, aber genau dieses Mitleid ist andererseits häufig geprägt durch unsere eigenen Ängste vor Krankheiten bzw. vor dem Tod. Manchmal brauchen wir derart viel Energie, um diese Gedanken und Gefühle abzuwehren und damit unsere Ängste in Zaum zu halten, daß nur noch ein harter Ton und wenig anteilnehmender Gesprächsstil für den Patienten übrigbleiben.

Die Auseinandersetzung mit den eigenen Gefühlen und Unsicherheiten ist deshalb unerläßlich. Diese einmal gewonnenen Erkenntnisse über uns selbst sind jedoch nicht für immer und ewig gültig. Die eigene Empfindlichkeit und Betroffenheit verändern sich fortlaufend durch die wechselnden Lebenskonstellationen und -phasen und die zunehmende Lebenserfahrung. Wenn beispielsweise unsere Patienten anscheinend anfangen, immer jünger und jünger zu werden, verändert sich der Blickwinkel auf die Welt. Mit zunehmendem Alter können wir manches gelassener hinnehmen, wir sind vielleicht nicht mehr so schnell aus der Fassung zu bringen. Doch können neue Aspekte in uns eine viel größere Beunruhigung auslösen. Beispielsweise kann uns die Weigerung eines Patienten, seine lebenswichtigen Tabletten einzunehmen, aufgrund unserer Auseinandersetzung mit der eigenen Endlichkeit in einer anderen Weise hilflos machen, als dies in jüngeren Jahren geschehen wäre. Unser Blickwinkel auf die Welt und unser Standpunkt darin unterliegen einem permanenten Wandel.

4.1.2
Innere Vorbereitung

Neben den Gedanken über uns selbst sollten wir uns dann vor allem auch Gedanken darüber machen, was genau wir den Patienten vermitteln wollen. Welche Punkte, welche Inhalte sind für ihn wichtig?

Ein Teil unseres Gesprächs bezieht sich auf den reinen Sachverhalt. Wir müssen dem Patienten z. B. vermitteln, daß er HIV-positiv ist. Aber darüber hinaus sind die weiteren Schritte der Behandlung, die Medikamente und deren eventuelle Nebenwirkungen und unter Umständen auch die Einbeziehung der Angehörigen Thema. Wir sollten uns darauf vorbereiten, welche verschiedenen Handlungsschritte wir ihm vorschlagen können, welche Alternativen sich stellen. Je mehr der Patient nämlich mitentscheiden kann, desto besser wird er sich fühlen. Unser Vertrauensverhältnis als eine wichtige Voraussetzung für eine gute Kooperation wird dadurch wesentlich vertieft.

Da wir vorab häufig nicht einschätzen können, wie viele Informationen der Patient tatsächlich haben möchte, können wir nun überlegen, welche Informationen generell unabdingbar sind. Was muß der Patient auf alle Fälle wissen? Wie viele Informationen sind für ihn notwendig, um kooperieren zu können? Welche Ergebnisse sind sicher, und an welchen Punkten sind weitere Untersuchungen nötig?

Neben den medizinischen Aspekten ist es sinnvoll, sich vorab gedanklich auf die möglichen Reaktionen einzustellen. Manche Patienten wollen jedes Detail ausführlich wissen, andere machen deutlich, daß ihnen jede weitere Information zuviel ist. Diese Einstimmung ist wichtig für unsere Offenheit, der jeweiligen Reaktion des Patienten adäquat zu begegnen. Nur die Patienten können das Tempo bestimmen, mit dem sie die Nachricht aufnehmen und verarbeiten können und wollen. Wir können versuchen, uns in sie hineinzuversetzen, wir können Mitleid empfinden, aber kein Mensch kann die Gefühle des anderen fühlen. Deshalb müssen wir sehr langsam und behutsam mit den Patienten umgehen.

Ein Teil der Vorbereitung beinhaltet auch, sich selbst zu entlasten. Viele Menschen spüren einen gewaltigen inneren Druck, wenn ein derartiges Gespräch bevorsteht. Dieser Druck bewirkt häufig ein ängstliches und damit gehetztes Gesprächsverhalten. Ein Satz wird nach dem anderen gesetzt, und der Patient bekommt kaum eine Möglichkeit, dazwischenzugehen und nachzufragen.

Bei der Vorbereitung auf unsere Gespräche sollten wir uns auch um uns selbst kümmern. So wichtig es ist, auf unser Ausdrucksverhalten, auf unsere Mimik und unsere Gestik zu achten, so sehr sollten wir uns andererseits davor hüten, uns durch all diese Regeln unter Druck zu setzen und damit unsere spontane Natürlichkeit zu verlieren. Oft reicht es aus, unsere Einstellung zu dem Patienten vorab zu überprüfen. Eine wertschätzende Haltung wird sich automatisch in unserem Ausdrucksverhalten ausdrücken.

Wir können viel von unserem inneren Druck während des Gesprächs ablassen, wenn wir bewußt auf unsere Atmung achten. In Streßsituationen bleiben wir mit unserer Atmung oft oberflächlich hängen, statt darauf zu achten, immer wieder tief durchzuatmen und dadurch im wahrsten Sinne des Wortes Dampf abzulassen. Der innere Druck kann dadurch fallen, und wir können uns wieder mehr auf unsere Gesprächspartner konzentrieren.

4.1.3
Der Gesprächsbeginn

Diese Vorbereitung auf das Gespräch ist enorm wichtig. Je mehr an Vorüberlegungen wir geleistet haben, desto sicherer gehen wir in das Gespräch und desto mehr Halt können wir dem Patienten geben.

Die meisten Patienten, die zu Gesprächen über ihre Untersuchungsergebnisse kommen, erahnen bereits vorab die Diagnose. Die ernste Miene, mit der die Notwendigkeit einer weitergehenden Untersuchung angekündigt wird, oder ein leichtes Stocken beim Abtasten reichen bereits aus, um eine innere Alarmposition auszulösen. Viele nutzen nach einem Arztbesuch, der die Notwendigkeit weiterer Untersuchungen deutlich macht, alle Informationsquellen, die ihnen zur Verfügung stehen. Ihre Wahrnehmung ist sensibilisiert. Sie lesen viele Artikel über Krankheiten, sprechen mit Bekannten über deren Erfahrungen oder beziehen ihr „Wissen" aus dem Fernsehen, inzwischen oft auch aus dem Internet.

Die aktuelle Verfassung, mit der ein Patient uns entgegentritt, kann auch durch ein Erlebnis im Wartezimmer beeinflußt sein. Ein anderer Patient – selbst unter großer Anspannung – betrachtet ihn mit ängstlichen Blicken. Der Patient wertet dies unter Umständen als eine Bestätigung: „Aha, er sieht mir also auch schon an, wie es um mich steht."

Mit diesen Vorerfahrungen oder anderen sorgenvollen Gedanken kommt der Patient nun zu uns ins Sprechzimmer. Er wird vermutlich sofort auf unseren Gesichtsausdruck und unsere Körpersprache achten, d. h. die Art und Weise, wie wir ihn begrüßen, beeinflußt bereits das weitere Gespräch.

Für unsere Begrüßung bedeutet dies, daß unser Verhalten zu dem passen soll, was wir dem Patienten vermitteln wollen. Wenn sich unsere Befürchtungen zerstreut haben und die Untersuchungsergebnisse für den Patienten günstig sind, sollten wir dies auch bereits bei der Begrüßung deutlich machen, um ihn gleich zu entlasten. Doch wenn es sich wirklich um die Übermittlung einer schlimmen Nachricht handelt, dann müssen wir darauf achten, daß wir weder aufgesetzte Fröhlichkeit ausdrücken noch eine Miene wie kurz vor der Beerdigung zeigen.

In einer solchen Situation führen wir durch eine gut gelaunte Begrüßung die Patienten unnötig in die Irre. Sie vermuten dann, daß sich alles zum Positiven gewendet hat, schöpfen Hoffnung, und wir machen ihnen diese Hoffnung innerhalb von wenigen Minuten wieder zunichte. Sie bekommen dadurch das Gefühl, zum Narren gehalten zu werden, und ziehen sich innerlich von uns zurück. Es wird schwierig sein, sie dann von unserer ehrlichen Anteilnahme zu überzeugen und ihr Vertrauen wieder zu gewinnen.

Auch dramatisierende Äußerungen wie „Sie müssen jetzt ganz tapfer sein!", mit denen wir die Angst der Patienten noch mehr verstärken, sind fehl am Platze.

Zu einer adäquaten Begrüßung gehört ein ernster, aber nicht gleich demoralisierender Gesichtsausdruck. Die Patienten sollten durchaus von Anfang an die Bedeutung der Lage erkennen.

Durch unsere Gestik und Mimik können wir den Patienten ein Gefühl von Vertrauen und Geborgenheit geben. Wir müssen darauf achten, auf sie zuzugehen, sie freundlich zu begrüßen und dabei Blickkontakt zu halten, und idealerweise sollte in unserer Miene auch etwas Wärme und Herzlichkeit als Zeichen unserer Anteilnahme zu erkennen sein.

Ein „Bitte, nehmen Sie Platz" ist eigentlich eine Selbstverständlichkeit, und doch wird es im medizinischen Alltag manchmal versäumt. In Streßsituationen geraten bisweilen die ganz normalen Gebote der Höflichkeit in Vergessenheit, und es werden aus Unsicherheit Fehler gemacht, die unter anderen Bedingungen undenkbar wären.

Die Gesprächseröffnung obliegt in der Regel dem Arzt. Meist warten die Patienten erwartungsvoll bis ängstlich, was er nun über die Untersuchungsergebnisse zu sagen hat. Sie scheinen das Damoklesschwert schon sehen zu können. Je nach Dringlichkeit des Blickes kann man das Gespräch zunächst vorsichtig beginnen, indem man sich nach dem Befinden des Patienten erkundigt. Wenn jedoch deutlich zu spüren ist, daß der Patient nicht weiter auf die Folter gespannt werden will, ist es sicherlich sinnvoll, gleich mit der Vermittlung der Diagnose zu beginnen. Dabei sollte allerdings an die letzte Konsultation angeknüpft werden.

Arzt:	„Wir haben beim letzten Mal bei der Mammographie diese auffälligen Strukturen gefunden und daraufhin eine Punktion gemacht."
Patientin:	„Ich habe seitdem kaum mehr schlafen können."
Arzt:	„Ich kann mir gut vorstellen, daß das sehr beunruhigend für Sie war (kleine Pause und Blickkontakt), und leider kann ich Ihnen keine gute Nachricht bringen."

Wenn die Patienten auf eine negative Nachricht bereits vorbereitet sind, ist es empfehlenswert, das Ergebnis so schnell wie möglich zu präsentieren. Die Patienten warten seit Tagen mit Bangen darauf und wollen zunächst keine langwierigen Erklärungen bekommen. Sie fiebern dem Ergebnis entgegen und können in der Regel erst wieder zuhören, wenn sie klar wissen, wie es um sie steht.

Wie immer ist es wichtig, einfühlsam zu bleiben, den Patienten Pausen zu gönnen, damit sie wenigstens kurz Zeit haben, ein wenig nachzudenken und die Gedanken zu sortieren. Pausen haben darüber hinaus die wichtige Funktion, die Kommunikation nicht zu einseitig werden zu lassen. Patienten wagen erfahrungsgemäß kaum, den Arzt zu unterbrechen, und dadurch bleibt ihnen oft wenig Möglichkeit nachzufragen.

Manche Patienten sitzen vor uns, und ihre Augen flehen: „Bitte sagen Sie mir Positives!" Veranlaßt durch diesen Gesichtsausdruck oder einen verzweifelten Zusammenbruch, der uns hilflos macht, sind wir versucht, den Stand der Dinge schnell zu beschönigen und die Lebensbedrohlichkeit zu verharmlosen. So angenehm dies für beide Seiten zunächst sein mag – der Patient ist wieder beruhigt, der Arzt wird nicht mehr bedrängt – diese Situation der Entspannung ist in der Regel nicht von langer Dauer.

Es ist zwar nicht von der Hand zu weisen, daß das Prinzip Hoffnung sich in vielen Fällen auf den Krankheitsverlauf positiv auswirkt und daß viele Patienten, denen ein baldiger Tod vorausgesagt wurde, dann doch noch ein stattliches Alter erreichen konnten. Deshalb sollte in der Formulierung durchaus ein wenig Hoffnung mitschwingen, solange sie auf einer realen Basis beruht. Aber in vielen Fällen ist es eine Frage der Zeit, wann sich der Zustand des Patienten weiter verschlechtert. Beschwichtigungen und gutes Zureden können dem Patienten zwar zunächst guttun, aber es besteht die Gefahr, daß wir irgendwann unsere Glaubwürdigkeit verlieren. Deshalb ist es wichtig, sich auf die Gratwanderung zu begeben, ehrlich zu sein, aber nicht schonungslos. Die Patienten müssen über den Verlauf ihrer Krankheit, Therapiemöglichkeiten und die Prognose so genau wie möglich informiert werden, es sei denn, sie signalisieren ein extremes Maß an Abwehr und Verleugnung.

Bei dieses Gesprächen ist es sehr empfehlenswert, sich und dem Gesprächspartner ausreichend Zeit zu gönnen. Dies ist im Alltag oft nicht möglich, denn der Terminplan eines Arztes erlaubt nicht sehr viel Spielraum.

Die notwendige gemeinsame Zeit ist meist nicht quantitativ zu bestimmen. Jedoch ist es nötig, sich auf einer qualitativen Ebene Raum zu lassen und behutsam Schritt für Schritt vorwärtszugehen. Beim ersten Gespräch kann nur so viel an Inhalten vermittelt werden, wie der Patient im Moment aufnehmen kann. Wir müssen bei unseren Erklärungen immer wieder Pausen machen und erst einmal abwarten, ob der Patient Fragen hat. Falls eine längere Stille entsteht, kann man erst einmal nachfragen, ob er das Gesagte verstanden hat, ob er Fragen hat, wie es um ihn steht.

| Arzt: | „Ich weiß, das war sehr viel, was ich Ihnen gesagt habe, und es ist nicht so leicht zu verkraften. Lassen Sie sich erst einmal Zeit. (Pause) Ich kann mir gut vorstellen, daß Sie sich völlig erschlagen fühlen. Mir ist es wichtig, daß Sie wissen, ich stehe Ihnen immer für Ihre Fragen zur Verfügung.“ |

4.1.4
Reaktionen der Patienten

Die Erfahrung zeigt, daß die meisten Patienten genau über ihren Zustand informiert werden möchten. In einer Untersuchung von Köhle et al. (1982) wollten sogar 96 von 100 Leukämiepatienten klare Angaben über ihre Situation haben. Auch andere Studien belegen, daß die meisten Menschen jedes Detail ihrer Krankheit und den exakten Stand der Dinge genau erklärt haben wollen. Sie möchten wissen, welche Lebenserwartung sie noch haben und was sie tun können. Sie machen es dem Arzt durch diese Haltung im Prinzip leichter, denn er kann klar und ohne falsche Rücksichten die Sachlage darlegen.

> „Neulich kam eine junge Frau zu mir, und ich mußte ihr sagen, daß sie einen Gebärmutterhalskrebs hat und daß eine Totaloperation anstehen würde. Ich habe mir vorher viele Gedanken darüber gemacht, wie ich es ihr sagen könnte. Eine so junge Frau, und jetzt würde sie nie Kinder bekommen können. Aber sie kam rein, schaute mir ganz klar in die Augen und wollte alles genau wissen. Sie hat mir eigentlich die Antworten schon abgenommen. Ich war total erleichtert, als das Gespräch vorbei war."

Trotzdem kann es auch in Situationen, in denen die Patienten die Nachricht scheinbar gut akzeptieren können und ruhig aufnehmen, sinnvoll sein, ihnen Hilfe zum Umgang mit ihrer Lebenslage anzubieten. Diese Hilfe kann aus dem Angebot weiterer Gespräche, aus Hinweisen auf Selbsthilfegruppen oder auch im Verschreiben von Sedativa bestehen.

> Ein derartiges Gespräch kann so ablaufen:
> Arzt: „Wie geht es Ihnen jetzt?"
> Patientin: „Ich habe es ja schon geahnt, und insofern bin ich darauf eingestellt. Ich glaube, ich packe das schon."
> Arzt: „Ich habe das Gefühl, daß Sie im Moment sehr gefaßt sind. Oft kommen erst zu Hause viele Fragen und Gedanken. Haben Sie denn jemanden in der Familie oder im Freundeskreis, mit dem oder der sie sprechen können? (Pause) Falls nicht, kann ich Ihnen auch Selbsthilfegruppen für Gespräche empfehlen. Ich kann Ihnen gerne vor-

> sichtshalber ein Beruhigungsmittel verschreiben, falls es
> Ihnen zu Hause doch schlechter gehen sollte. Selbstver-
> ständlich können Sie sich auch schon vor dem nächsten
> Termin wieder bei mir melden, wenn Sie noch Fragen
> haben oder wenn Sie Unterstützung brauchen."

Die Gefaßtheit dieser Patientin sagt noch nichts über ihre Reaktion im
Anschluß aus. Vielleicht bleibt sie durchgehend so ruhig, aber wahr-
scheinlicher ist ein Zusammenbruch, wenn sie zu Hause loslassen kann
oder Freunden und Verwandten von ihrer Diagnose erzählt.

Auch wenn Patienten zunächst sehr gefaßt reagieren und genaue Auskunft über ihre Erkrankung und Prognose haben wollen, können sie im
weiteren Verlauf massive Verleugnungsmechanismen entwickeln. Häufig wird aber schon während des ersten Gesprächs deutlich, inwieweit
sie tatsächlich informiert oder mit der Prognose nicht konfrontiert
werden wollen. Wir können eine starke Verleugnungstendenz daran
erkennen, daß der Patient auffallend wenig nachfragt, immer ruhiger
wird oder ständig zu nebensächlichen Themen abschweift.

Wir müssen dabei allerdings auch berücksichtigen, daß er durch die
Angst vor uns als Autoritätsperson oder durch eine unverständliche
Erklärung mit vielen Fachausdrücken blockiert sein kann. Auch Fach-
termini, die uns allgemeinverständlich erscheinen, können dem Patienten unbekannt sein oder von ihm mißverstanden werden. Viele Ärzte
schätzen die emotionalen und kognitiven Fähigkeiten der Patienten zu
hoch ein. Untersuchungen von Köhle et al. (1982) konnten bestätigen,
daß die tatsächliche Aufnahme und Verarbeitung von Informationen
sich nicht mit der Einschätzung der Ärzte deckt. Diese schätzen den
Wissensstand der Patienten nach dem Gespräch wesentlich höher ein,
als er in Wirklichkeit ist.

Arzt:	„Es tut mir leid, wir haben einen Tumor in Ihrer Bauch-speicheldrüse gefunden!"
Patient:	„Gott sei Dank, ich hatte schon Angst, es wäre Krebs."

Dieser Vorfall hat tatsächlich stattgefunden. Der Arzt war auf das Gespräch
gut vorbereitet, fühlte sich aber trotzdem unwohl und angespannt. Auf diese Entgegnung hin löste sich seine Anspannung, und er mußte sich beherr-
schen, um nicht loszulachen (eine typische Post-Streß-Reaktion).

Es ist schwer zu beurteilen, ob diese Antwort schlicht und einfach auf die Unwissenheit des Patienten zurückzuführen ist oder ob es sich hier nur um einen Verleugnungseffekt handelt. Man kann meist davon ausgehen, daß Menschen nur das hören, was sie hören wollen.

Die Abwehrmechanismen der Patienten sind oft erstaunlich stark. Viele haben zwar scheinbar die Diagnose gehört, nehmen die Nachricht aber trotzdem nur vage auf und lassen deren Tragweite nicht an sich heran. Es gibt zwei typische abwehrende Reaktionsformen der Patienten: Entweder sie nehmen nicht zur Kenntnis, daß ihr Leben bedroht ist, oder sie wissen zwar um die Bedrohung, halten dieses Wissen aber so isoliert, daß sie im übrigen denken, handeln und fühlen können, als wäre dies nicht der Fall.

> „Mein Vater hat seit zwei Jahren Magenkrebs. Ein Teil seines Magens und seine Milz sind ihm entfernt worden, er wiegt nur noch 40 kg, aber er überlegt, welches Auto er sich kauft, wenn er wieder gesund ist."

Wir müssen dieses Schutzbedürfnis der Patienten respektieren. Dahinter stecken unerträgliche Ängste, und nur durch eine vorsichtige Annäherung und eine Gesprächsweise, die genügend Raum läßt, können wir Zugang zu ihren abgewehrten Gedanken erlangen.

Manche Patienten machen zwar alle Untersuchungen mit, holen aber bis zum Schluß keine genaueren Informationen ein. Sie hören den Erklärungen geduldig zu, stellen aber darüber hinaus nie irgendwelche Fragen über mögliche Zusammenhänge oder die Prognose. Offensichtlich wollen diese Patienten nicht hören, wie es um sie steht. Unbewußt wissen sie sicherlich, wie lebensbedrohlich ihre Krankheit ist, aber manchen Menschen kommt es der Vollstreckung eines Todesurteils innerhalb der nächsten 3 Stunden gleich, wenn dies offen ausgesprochen wird.

Wenn ein Patient sich dagegen zu sträuben scheint, die Diagnose zur Kenntnis zu nehmen, stellt sich die Frage, wozu wir auf die Aufklärung bestehen sollen. Solange er kooperiert bei weiteren Untersuchungen und Therapien, könnte es ja tatsächlich besser für ihn sein, nicht hart damit konfrontiert zu werden, denn es ist durchaus das Recht des Patienten, die Realität zu verleugnen.

Wir sollten jedoch dabei beachten, daß diese Verleugnung auch durch die Übertragung unserer eigenen Ängste ausgelöst werden kann. Kommunikation ist ein Wechselspiel, und manche scheinbare Abwehr des

Patienten kann in Wirklichkeit Rücksicht auf unser Befinden sein. Außerdem ist die Verleugnung nur der eine Anteil, denn die Patienten wissen ja gleichzeitig von der Bedrohlichkeit ihrer Erkrankung. Deshalb empfiehlt es sich, zunächst noch einmal empathisch nachzufragen oder die Gefühle zu spiegeln, denn vielleicht verweigern wir den Betroffenen anderenfalls durch vorschnelle Rücksicht auf ihre Abwehr die nötige Hilfe im Umgang mit der darunterliegenden Angst und lassen sie damit allein.

Andere Patienten reagieren völlig fassungslos und finden für das, was in ihnen vorgeht, keine Worte. Sie sitzen stumm da und starren auf den Boden. Vielleicht versuchen sie, sich über diese Minuten in unserer Praxis hinwegzuretten und so schnell wie möglich nach Hause zu kommen. Wieder andere brechen in Panik aus, zittern und schreien.

Bei heftigen Reaktionen unserer Patienten sind wir leicht versucht, sie schnell wieder zu beruhigen und ihnen Hoffnung zu machen, daß doch alles nicht so schlimm sei. Statt zu bagatellisieren ist es wichtig, selbst Ruhe zu bewahren und verstehend zur Seite zu stehen. Unsere Ruhe beeinflußt das Verhalten der Patienten und kann ihnen dadurch Halt und Sicherheit geben.

Zur Vermeidung von voreiligen Reaktionen unsererseits ist ein vorsichtiges, stufenweises Vorgehen bei der Gesprächsführung nötig. Die Patienten müssen die Gelegenheit zur Rückmeldung haben, damit wir immer wieder überprüfen können, ob sie uns verstanden haben und inwieweit sich auf ihrer Empfängerseite die Nachricht mit dem deckt, was wir auf unserer Senderseite aussagen wollten. Das heißt, wir müssen immer wieder abfragen, wieweit sich ihr Eindruck mit unserem Ausdruck deckt. Aber auch umgekehrt ist es für uns wichtig, den von uns wahrgenommenen emotionalen Zustand der Patienten rückkoppeln zu können.

Eine Möglichkeit der Rückkoppelung bietet beispielsweise folgender Satz:

Ärztin:	„Ich kann gut verstehen, daß Sie Angst bekommen, wenn Sie dies alles hören. Vielleicht haben Sie ein Gefühl, als hätte gerade eine Bombe eingeschlagen in Ihrem Leben."

Nach diesen die Gefühle spiegelnden Sätzen ist es wiederum empfehlenswert, eine Pause einzuschieben, um den Betroffenen die Gelegenheit zu geben, darauf zu reagieren und/oder etwas zu sagen. Nur durch ihr

Feedback können wir wissen, ob sie wahrgenommen haben, was wir ihnen zu vermitteln versucht haben.

Wir müssen in vielen Fällen bedenken, daß das, was uns als geläufig beziehungsweise „normal" erscheint, für andere Menschen, die nicht in unserem beruflichen Alltag stecken, nicht notwendigerweise selbstverständlich ist. Viele Patienten haben Angst vor uns, sind eingeschüchtert von dem weißen Kittel und wagen deshalb nicht nachzufragen.

Ärztin:	„Ich habe Ihnen jetzt sehr viel erzählt. Ich kann mir vorstellen, daß es sehr schwer ist für Sie, dies alles aufzunehmen."
Patient:	„M-hm."
Ärztin:	„Ich bin mir nicht sicher, ob ich alles verständlich erklärt habe. Manchmal ist es auch für mich schwer, diese Nachricht in richtige Worte zu fassen."

Wie auch immer die Patienten reagieren mögen, wichtig ist, mit ihnen im Dialog zu sein, ihnen Rückfragen zu ermöglichen, und unsererseits unser Interesse zu bekunden, indem wir auf sie eingehen und versuchen, ihre Ängste zu erspüren.

Wenngleich manche Patienten sich vor der Wahrheit über ihre verbleibende Lebenserwartung scheuen, wollen doch die meisten damit konfrontiert werden, nicht zuletzt, um ihr weiteres Leben aktiv planen zu können. Es gibt ihnen zumindest die Chance, ein paar Dinge nachzuholen, sich eventuell – soweit sie nicht von ihrer Krankheit zu sehr beeinträchtigt sind – noch Wünsche zu erfüllen und vor allem von den Angehörigen in angemessener Weise Abschied zu nehmen.

4.1.5
Suizidgefahr

Eine der traditionellen Begründungen aus alten Zeiten, unheilbar Kranken ihre Diagnose nicht mitzuteilen, war die Sorge, daß sie dadurch in den Suizid getrieben werden könnten. Tatsächlich sind aber Suizide bei schwerkranken Menschen wesentlich seltener, als man vermuten würde. Hinweise auf Suizide im Anschluß an die Diagnosemitteilung sind in der Literatur nicht zu finden. Eine Untersuchung von Stiefel et al. (1989) zeigt, daß Krebspatienten im Vergleich zur Allgemeinbevölkerung zwar tatsächlich ein erhöhtes Suizidrisiko aufweisen; dieses Ergebnis ist jedoch in erster Linie auf therapieresistente Tumorschmerzen zurückzuführen. Bei Aids-Patienten liegt das Suizidrisiko bei circa 5 %. Allgemein gesagt, kann man davon ausgehen, daß das Risiko eines Suizids steigt, je größer die Schmerzen werden, je niedriger die soziale Eingebundenheit ist und je stärker die Suchtgefahr wächst.

Zur Einschätzung akuter Suizidalität gibt die Beschreibung des präsuizidalen Syndroms durch den Wiener Psychiater Erwin Ringel (1969) gute Anhaltspunkte. Er teilt die Faktoren, die zu Suizidalität führen, in drei Symptome ein, nämlich

1. Einengung,
2. Aggressionsumkehr,
3. Suizidgedanken.

Das Gefühl der Einengung unterteilt Ringel wiederum in 4 verschiedene Bereiche: die situative, die dynamische und die wertmäßige Einengung und die Einengung der zwischenmenschlichen Beziehungen.

Die situative Einengung beginnt bei unheilbar kranken Menschen mit dem Erhalt der Nachricht. Für viele wird die Welt in diesem Moment schlagartig „zusammengezogen", vergleichbar mit dem Blick auf das scheinbare Ende einer Allee. Viele fühlen sich ohnmächtig, hilflos und eingesperrt in ihre Situation. Erst im Laufe der darauffolgenden Wochen können die meisten wieder ein wenig Mut fassen und noch einige Möglichkeiten in ihrem Leben erkennen. Je mehr krankheitsbedingte Einbrüche es jedoch im weiteren Verlauf gibt, desto mehr engt sich die Situation für sie ein.

Die spezifische Stimmung der Patienten zeichnet die dynamische Einengung aus, die Einengung auf das Gefühl von Hoffnungslosigkeit und Verzweiflung. Gedanken wie „Was soll aus mir noch werden?" oder „Was hat das alles noch für einen Sinn?", aber auch Ängste drehen sich im Kreis und verstärken wiederum die depressive Stimmung. Die Gefühle scheinen die Patienten zu überwältigen, sie werden ihrer nicht mehr Herr.

Der Gedanke, bald sterben zu müssen, und damit das Gefühl, zu nichts mehr nütze zu sein, führen zum dritten Bereich, der wertmäßigen Einengung. Die Wahrnehmung konzentriert sich immer mehr auf die scheinbare eigene Wertlosigkeit. Auch wenn die Abhängigkeit von anderen Menschen noch nicht real zugenommen hat, allein schon der Gedanke daran nagt an dem eigenen Selbstwertgefühl. Die Reaktionen der Umwelt tun ein übriges. Viele Bekannte ziehen sich zurück, vielleicht aus Angst vor Ansteckung, vielleicht aus Unsicherheit im Umgang mit dem

Kranken, so daß sich eine zunehmende Einengung der zwischen-menschlichen Beziehungen entwickelt.

Das zweite Symptom ist die Aggressionsumkehr, d. h. die Aggression, die eigentlich einem anderen gilt, wird gegen sich selbst gerichtet. An einer unheilbaren Krankheit zu leiden und anderen Menschen ausgeliefert zu sein, führt meist zu Aggressionen. Manche Patienten leben ihre Wut aus und machen es den Angehörigen oder auch dem medizinischen Fachpersonal dadurch schwer, mit ihnen umzugehen. Andere wenden sie gegen sich selbst, entweder direkt oder in Form von depressiver Stimmung, evtl. auch mit Selbstvorwürfen, sich selbst in diese schreckliche Situation gebracht zu haben, oder ähnlichem. Sie erleben ihre Krankheit als persönliches Versagen.

Das dritte Symptom, die Suizidgedanken, teilt Ringel in 3 Stufen ein, beginnend mit Gedanken wie zum Beispiel „Ich kann nicht mehr" oder „Mir reicht's!", Gedanken, die relativ häufig zu finden sind. Manchmal werden sie zu deutlicheren Phantasien, die bereits konkretere Überlegungen beinhalten, wie denn ein Suizid vonstatten gehen könnte. Diese Suizidphantasien können bei unheilbar Kranken relativ häufig beobachtet werden (Köhle et al. 1986). In der 3. Stufe werden dann ernsthafte Pläne entwickelt, die von der realen Handlung nicht mehr weit entfernt sind.

Die Schwere des präsuizidalen Syndroms ergibt sich aus der Vollständigkeit und der Stärke der 3 Komponenten. Zur Einschätzung des Suizidrisikos ist ein offenes Gespräch über das aktuelle Befinden beziehungsweise die emotionale Reaktion des Betroffenen unumgänglich. Nur eine offene Kommunikation ermöglicht es dem Patienten, über seine Ängste – vor allem vor Schmerzen – und seine seelische Verfassung zu sprechen. Darüber hinaus hilft sie dem Arzt, prophylaktisch tätig zu werden.

Meist verspüren wir selbst eine große eigene Scheu davor, uns mit diesem Thema zu belasten oder damit auseinanderzusetzen. Ein möglicher Suizid eines Patienten vermittelt uns oft ein Gefühl von Hilflosigkeit, und das macht eher stumm, als daß es eine Aktivierung bewirkt. Wie offen wir sind, um aktiv zuzuhören, ist wieder einmal geprägt von unseren eigenen Ängsten.

Manchmal wird die eigene Angst mit Zeitmangel begründet bzw. verdeckt:

> „Ich weiß schon, daß einige meiner Patienten auch an einen Selbstmord denken könnten. Aber ich spreche das Thema lieber erst gar nicht an, sonst habe ich etwas angerissen, was ich in den paar Minuten nicht auffangen kann."

Akute Suizidalität kann natürlich in der Regel nicht in ein paar Minuten aufgefangen werden. Aber gerade in dieser Situation ist eine intensive Unterstützung notwendig. Viele Ärzte sind eher bereit, Antidepressiva zu verschreiben (die allerdings bei stärkeren depressiven Reaktionen indiziert sind), als sich die Zeit zu nehmen für ein längeres Gespräch. In vielen Fällen können die Patienten jedoch relativ schnell beruhigt werden, schon allein dadurch, daß sie die Möglichkeit bekommen, über ihre Ängste zu sprechen. Ein Teil der Angst bezieht sich oft auf akute oder evtl. sich später verstärkende Schmerzen. Diese Sorgen können in der Regel bereits durch ein kurzes Aufklärungsgespräch über die möglichen Schmerztherapien aufgelöst werden.

Doch meines Erachtens ist die wertmäßige Einengung ein ganz zentraler Faktor als Auslöser der Suizidalität von Patienten. Eine unserer wichtigsten Interventionen besteht deshalb darin, dem Patienten wieder ein Gefühl von Wert zu geben, ihm zu zeigen, daß man ihn ernst nimmt, indem man beispielsweise intensiv Fragen stellt. Als Arzt genießt man in der Regel so viel Vertrauen, daß allein eine kurze intensive Phase der Aufmerksamkeit und Zuwendung bereits wieder stärkend wirken kann.

Für viele ist der Arzt die Hauptgesprächsperson und deshalb um so wichtiger bzw. um so vernichtender, wenn er nur oberflächliches Interesse oder gar Kälte zu spüren gibt. Deshalb ist das Bewußtsein von unserer eigenen Bedeutung und den darin liegenden Chancen und Gefahren ein wichtiger Faktor im Umgang mit schwerkranken Menschen.

Darüber hinaus können wir auf Beratungsstellen und Selbsthilfegruppen von Schmerzpatienten oder suizidal Gefährdeten hinweisen. Durch eine aktive soziale Einbindung, wie durch Gespräche mit Angehörigen, Seelsorgern und anderen Betroffenen, können sich die Patienten emotional entlasten und langsam wieder ihren Selbstwert aufbauen.

4.1.6
Aufklärung im Krankenhaus

Die meisten der bisher aufgezeigten Aspekte gelten analog im Krankenhaus. Ein Unterschied zeigt sich vor allem im Setting, in dem diese Gespräche stattfinden. In der Regel werden dort die Patienten während der Visite über ihren Zustand aufgeklärt, das heißt in einer liegenden Position gegenüber aufrecht stehenden und damit großen Ärzten. Allein dieser Sachverhalt zeigt – im wahrsten Sinne des Wortes – die ungleiche Ausgangslage.

Die Kranken sind bei diesen Gesprächen umgeben von Mitpatienten, die mit großer Aufmerksamkeit die Kommunikation verfolgen. Zudem wird der Arzt von mehreren Kollegen begleitet, die mehr oder weniger interessiert teilnehmen und Notizen machen. Die Kranken befinden sich in einer Situation, die keinerlei Privatheit zuläßt. Die bereits beschriebene Angst vor weißen Kitteln und der zu erwartenden Botschaft schüchtert viele Patienten zusätzlich ein.

Leider hat sich in manchen Krankenhäusern ein ruppiger Ton eingebürgert. Der große Druck auf die Ärzte, die ständige Überlastung und nun auch zunehmend mehr Sparmaßnahmen verschlechterten das emotionale Klima in den letzten Jahre spürbar. Viele Patienten klagen über die mangelnde Anteilnahme, die sich bereits bei der Begrüßung ausdrückt. Viele Ärzte bleiben in einiger Entfernung stehen, betrachten mehr das Krankenblatt als den Patienten selbst und nehmen kaum Blickkontakt auf. Der Eindruck von Desinteresse an der Person wird durch ein grußloses Verlassen des Zimmers verstärkt.

Dieses Setting verschlechtert die Gesprächsfähigkeit der Patienten enorm. Viele wagen es kaum mehr, bei der Visite Fragen zu stellen und warten lieber auf die Krankenschwester, um Informationen einzuholen. Das Pflegepersonal steht wiederum vor dem Dilemma, mit Fragen konfrontiert zu werden, die es eigentlich nicht beantworten darf. Eine Möglichkeit, mit derartigen Situationen umzugehen, ist, die Frage zurückzugeben: „Was hat Ihnen der Arzt gesagt?" Damit ist die eigene Lage gerettet, aber auch für die Patienten ist diese Reaktion sinnvoll, denn auf diese Weise müssen sie versuchen, das Gehörte, das oft nicht richtig bis ins Bewußtsein gelangt ist, selbst in Worte zu fassen und sich damit auseinanderzusetzen. Das ist natürlich kein Allheilmittel, und zudem können auf diese Weise viele wichtige Informationen sowohl für den Arzt als auch für den Patienten auf der Strecke bleiben, da auch das Pflegepersonal oft nicht wagt, den Arzt auf noch offene Fragen und bestimmte informelle Informationen des Patienten hinzuweisen.

Viele Patienten und Angehörige berichten, daß sie an der Zugewandtheit des Arztes ablesen können, wie es um sie steht. Die Nähe zum Bett, die Dauer des Gesprächs und der Blickkontakt seien wichtige Indikatoren für den Ernst der Situation. Doch an der Zugewandtheit des medizinischen Fachpersonals machen Patienten auch ihren persönlichen Wert fest, d. h. je weniger Zuwendung sie von uns bekommen, desto wertloser fühlen sie sich.

Trotz aller Ängste wollen aber auch viele schwerkranke Patienten genau wissen, wie lange ihr Leben noch dauern wird.

„Eine meiner Patientinnen fragt mich jedesmal, wie lange sie noch lebe. Ich kann überhaupt nichts sagen, weil ich so damit beschäftigt bin, meine Tränen zurückzuhalten. Wahrscheinlich sind es wirklich nur noch 3 Wochen, aber ich kann ihr das nicht sagen. Ich nehme nur ihre Hand. Neulich sah ich, daß es meinem Kollegen genauso geht. Er hat bei der Frage auch sofort ihre Hand genommen. Und so standen wir beide da, jeder von uns hielt eine Hand, aber keiner von uns hat einen Ton rausgekriegt."

In Fällen wie diesen wird deutlich, wie nahe uns der Tod eines Menschen geht, und wie wenig wir uns selbst damit konfrontieren können. Diese Patientin rechnet eindeutig mit ihrem Tod, sie sagt, daß sie es spürt und daß sie es wirklich ehrlich wissen möchte.

Wenn Patienten so vernehmbar sagen, daß sie die Wahrheit wissen wollen, ist es wichtig, ihnen auch die Wahrheit zu sagen. Sie sollten es uns wert sein. Unsere Ehrlichkeit wird wieder zu einer Form der Wertschätzung. Sie gibt den Patienten die Möglichkeit, mit ihrem Leben abzuschließen und vielleicht noch etwas mit den Angehörigen zu regeln. Hinzu kommt, daß sie die Wahrheit sowieso ahnen. In den meisten Fällen ist es besser, die Wahrheit zu wissen, um damit umgehen zu können, als mit einer Unklarheit zu leben verbunden mit der Ahnung von der bedrohlichen Wahrheit.

Offene und ehrliche Gespräche, auch wenn sie nur kurz sind, bringen damit den Patienten oft etwas mehr an Ruhe. So kann neben den Angehörigen auch das medizinische Fachpersonal sehr viel zu ihrer Stabilität beitragen. Auch wenn nur wenig Zeit zur Verfügung steht, so kann doch die Qualität der Kommunikation viel von der manchmal geringen Quantität wettmachen.

In der emotionalen Betreuung im Krankenhaus liegen Schnittflächen zwischen der Arbeit des medizinischen Fachpersonals, der Seelsorger und der Psychologen. Eine kooperative Zusammenarbeit der einzelnen Berufsgruppen ist deshalb für alle Beteiligten wünschenswert.

ZUSAMMENFASSUNG

- Das eigene Befinden wahrnehmen.
- Ausreichend Zeit für das Gespräch einplanen.
- Sich innerlich vorbereiten.
- Ziele überprüfen.

- Was muß der Patient unbedingt wissen?
- Die Nachricht klar und ehrlich übermitteln.
- Verständnis für die Abwehr des Patienten zeigen.
- Auf die eigene Atmung achten.
- Feedback geben.
- Die Ängste des Patienten bedenken.
- Einfache Sprache mit möglichst wenig Fachausdrücken wählen.
- Die Wertschätzung für den Patienten beachten.

4.2
Aufklärung und Betreuung von Kindern

Die Aufklärung der Kinder beginnt bei ihren Eltern. Sie sind für uns zunächst die ersten und für die Kinder im Normalfall die besten Ansprechpartner.

4.2.1
Gespräche mit den Eltern

Am ersten Gespräch über die Diagnose sollen normalerweise immer die Eltern teilnehmen, je nach Situation auch andere Bezugspersonen, die für das Kind wichtig sind, und je nach Alter und psychischer Verfassung das erkrankte Kind selbst. Wir können zunächst ausschließlich mit den Eltern sprechen, damit sie anschließend zu Hause in ihrer gewohnten Umgebung dem Kind seine Krankheit erklären können, die Gespräche können aber auch teilweise oder durchgängig gemeinsam mit den Kindern geführt werden. Ob wir bei einem gemeinsamen Gespräch in erster Linie die Eltern oder das Kind ansprechen, müssen wir vom Entwicklungsstand des Kindes abhängig machen.

Auch hier ist es wichtig, eine möglichst angenehme Gesprächssituation zu schaffen und klar und einfach zu formulieren. Für die notwendige Klarheit brauchen wir noch mehr Mut als in Gesprächen über Erkrankung und Tod Erwachsener, da eine tödliche Erkrankung bei Kindern für die Angehörigen und für uns selbst noch schwerer zu akzeptieren ist. Zu der notwendigen Klarheit gehört auch, daß wir die diagnostizierte Krankheit beim Namen nennen.

> Arzt: „Es tut mir sehr leid, aber ich muß Ihnen mitteilen, Ihr
>   Kind hat Krebs."

In dem inneren Aufruhr, in den die Eltern durch eine solche Nachricht geraten, brauchen sie von uns besonders viel ruhige, geduldige und freundliche Zuwendung und, durch Pausen und ausdrückliche Ermutigung dazu, die Möglichkeit nachzufragen. Meist wollen sie mehr Information, als wenn es um eine eigene Krankheit ginge. Trotzdem sollten wir auch sie ausdrücklich dazu auffordern:

> Arzt: „Bitte unterbrechen Sie mich so oft, wie Sie wollen, und
>   fragen Sie ruhig nach. Fragen Sie so lange, bis Sie das
>   Gefühl haben, alles, was Sie wissen wollen, verstanden zu
>   haben. Ich weiß, daß das nicht so einfach ist, daß man
>   nicht gleich alles verstehen kann, weil einem viel zu viel
>   durch den Kopf geht. Also fragen Sie ruhig."

Falls wir das erkrankte Kind in das Aufklärungsgespräch nicht mit einbeziehen können, ist das Ziel unserer Gesprächsführung nun neben der Übermittlung der Diagnose vor allem, die Eltern zu ermutigen und zu befähigen, ihr Kind über seine Erkrankung aufzuklären. Für die Eltern ist diese Aufgabe noch schwieriger als für uns selbst. Sie haben nicht unsere Kenntnisse und unsere Erfahrungen, und sie sind emotional viel stärker betroffen als wir. Wir können ihnen ihre Aufgabe erleichtern, indem wir sie über die Gesichtspunkte, die in Kap. 3 und Abschn. 4.2.2 dargelegt werden, informieren.

Schutz und Rückhalt durch die Familie sind für schwerkranke Kinder so wichtig, daß es zu den Hauptzielen unserer Beratung gehört, den Eltern dies klarzumachen und sie in ihrer Kompetenz dafür und in der Kommunikation mit dem Kind zu fördern. Abgesehen von Ausnahmesituationen, in denen die Eltern völlig überfordert sind, würden wir dem Kind seine wichtigste Ressource nehmen, wenn wir uns wegen der Schwächen, die wir bei den Eltern sehen, als die „besseren Eltern" dazwischendrängten.

Wenn die Eltern das Kind dann über die Diagnose informieren, können sie dadurch das nötige Gefühl von Geborgenheit vermitteln, indem sie dies gemeinsam tun und dabei so viel Körperkontakt mit ihm halten, wie es das Kind von sich aus möchte.

Angesichts der häufigen Befürchtung der Eltern, ihr Kind zu sehr zu schockieren, ist es sinnvoll, ihnen zu erklären, daß das Kind meist schon lange spürt, daß etwas mit ihm nicht in Ordnung ist. Es fühlt sich im Stich gelassen, wenn wir ihm seine Lage nicht erklären. Das heißt allerdings nicht, daß es unbedingt wissen muß, daß es bald sterben wird. Durch eine allmähliche schrittweise Aufklärung können wir einerseits vermeiden, das Kind zu überfordern, und ihm andererseits Zeit lassen, sich mit seiner Lage auseinanderzusetzen. Wenn es jedoch nachfragen sollte, ist eine ehrliche Antwort unbedingt notwendig. Mit Beschönigungen und Ausflüchten wäre das Kind alleingelassen mit seinen Ahnungen und Ängsten.

Wenn Eltern aufgrund ihres kulturellen Hintergrundes, ihrer persönlichen Einstellungen oder ihrer Ängste unsere Anleitung zur Aufklärung des erkrankten Kindes nicht akzeptieren, so müssen wir dies respektieren. Anderenfalls würden wir sie unter Druck setzen und es ihnen damit noch schwerer machen, mit der Situation umzugehen. Durch ein Vorgehen gegen den Willen der Eltern bringen wir die Kinder in einen Zwiespalt, der ihre wichtigste Hilfe – den Rückhalt bei ihren Eltern – gefährden würde.

Neben den Eltern und dem kranken Kind ist es wichtig, die Geschwister so genau zu informieren, wie sie es verstehen und verkraften können, damit sie mit der auch für sie enorm schwierigen Situation so gut wie möglich fertig werden und damit der für das kranke Kind so wichtige familiäre Rückhalt nicht durch vermeidbare Schwierigkeiten mit ihnen beeinträchtigt wird. Zu den an späterer Stelle beschriebenen Problemen von Kindern mit Krankheit und Tod kommen hier Ängste der Geschwister, selbst ebenso krank zu werden, zum Beispiel durch Ansteckung, und vor allem Neid und Eifersucht gegen das erkrankte Kind. Letzteres ist fast unvermeidlich. Das kranke Kind bekommt mehr Aufmerksamkeit und Hilfe. Es steht im Zentrum der Gespräche und der Sorgen der Eltern. Es wird zu Untersuchungen gefahren usw. Neid und Eifersucht schmerzen und führen zu Scham und Schuldgefühlen. Ein wichtiger Teil unserer Gespräche mit den Eltern ist ihre Aufklärung darüber. Wir sollten ihnen den Rat geben, verständnisvoll mit diesen Gefühlen umzugehen und sich auch gezielt – und bei passender Gelegenheit auch ausschließlich – den gesunden Kindern zuzuwenden und mit ihnen etwas zu unternehmen, damit diese sich weniger vernachlässigt und damit wertlos fühlen.

4.2.2
Gespräche mit den Kindern

Obwohl Kinder schrittweise bis zum Alter von ca. 10 Jahren eine realistische Vorstellung vom Tod entwickeln, verstehen sie meist schon früher erstaunlich gut, was es heißt, wenn sie selbst todkrank sind. Sie sind darüber oft nicht überrascht, weil sie schon zuvor aufgrund ihrer Beschwerden, diagnostischer Maßnahmen und der Beunruhigung ihrer Eltern gespürt haben, daß mit ihrem Körper etwas nicht in Ordnung ist.

Den idealen Zeitpunkt, dem Kind seine Diagnose mitzuteilen, gibt es nicht. Auf die passende Gelegenheit, bei der das Kind von sich aus danach fragt, werden wir in den meisten Fällen vergeblich warten. Zum einen spüren die Kinder unterschwellig die Schwierigkeiten der Eltern und Ärzte mit diesem Thema und verschonen sie, zum anderen schützen sie sich selbst vor der unerträglichen Wahrheit und vor der Verunsicherung ihrer Bezugspersonen, die sie ja als stark und unerschütterlich erleben wollen. Daher ist es unsere Aufgabe und die der Eltern, das Thema anzusprechen.

> „Letzte Woche haben wir mit Dir einige Untersuchungen gemacht, und Du hast ja schon mitgekriegt, daß Deine Eltern uns ganz viele Fragen gestellt haben. (Pause) Wir wissen nun ganz sicher, daß Du Krebs hast."

Auch im Gespräch mit den Kindern müssen wir immer wieder Pausen machen und ihnen die Gelegenheit einräumen, soviel nachzufragen, wie sie möchten. Wenn sie nicht danach fragen, ob sie sterben müssen, sollten wir das Thema auch von uns aus nicht anschneiden. Die Kinder müssen zunächst wissen, was diese Krankheit für sie bedeutet und auf welche Veränderungen sie sich einstellen müssen.

> „Hast Du schon einmal von Krebs gehört? Kannst Du uns erzählen, was Du darüber weißt?"

Dadurch erfahren wir etwas über den Wissensstand des Kindes und welche Phantasien es mit seiner Krankheit verbindet. Der Krebs und vor allem die damit verbundenen Ängste dürfen nicht zu einem Tabu werden.

„Mir ist wichtig, daß Du weißt, wir sind immer für Dich da, und Du kannst uns alles fragen, was Du wissen willst. Und wenn Du vor etwas Angst hast oder es Dir mulmig im Bauch ist, können wir uns zusammen überlegen, wie wir Dir helfen können."

Falls Kinder tatsächlich die Frage stellen, ob sie sterben müssen, müssen wir sie ehrlich beantworten, auch wenn es uns noch so schwer fällt. Sie können an unseren Augen und an unserer Mimik ohnehin ablesen, ob wir die Wahrheit sagen oder nicht, und es ist besser, sie spüren unsere Ehrlichkeit, aber auch unser Signal, daß wir ihnen beistehen, so gut es möglich ist.

Wir können schwer vorhersagen, wie ein Kind reagieren wird. Es kann ruhig und gefaßt bleiben oder panisch reagieren. Das Weinen und Schreien von Kindern beunruhigt uns mehr als eine vergleichbare Situation mit Erwachsenen, schließlich empfinden wir einem Kind gegenüber ein besonderes Verantwortungsgefühl. Möglicherweise beunruhigen uns auch unverarbeitete eigene kindliche Probleme. Wir können nichts anderes tun als auszuhalten, daß wir nur eine bescheidene Hilfe durch beruhigende Erklärungen geben können.

„Wir können Dich nicht mehr gesund machen, aber wir werden Dich nicht allein lassen. Wir werden dasein, wenn Du uns brauchst."

Kinder haben oft viel Angst vor Schmerzen. Wir dürfen diese Angst nicht bagatellisieren, denn genau wie Erwachsene würden sie sich von uns nicht ernst genommen fühlen. Wir müssen Verständnis für ihre Fragen und Ängste zeigen und sie über die Möglichkeiten der Schmerztherapie aufklären.

Manchmal fragen Kinder auch, was nach dem Tod mit ihnen geschieht. Wir müssen dabei natürlich den weltanschaulichen und religiösen Hintergrund der Familie berücksichtigen, um das Kind nicht in einen emotionalen Zwiespalt zu bringen.

Wir können zum Beispiel antworten: „Dann kommst Du in den Himmel" oder „Was haben Dir denn Deine Eltern erklärt, wohin wir nach dem Tod kommen?"

Wir können aber auch zurückhaltender reagieren: „Was glaubst Du denn selbst, was passiert, wo Du hinkommst?" oder „Ich weiß es nicht, ich kann es Dir leider nicht sagen.".

Mit älteren Kindern kann man bereits die Frage diskutieren, was sie sich denn selbst wünschen, und sich mit ihnen über ihre Phantasien unterhalten.

Schulkameraden, Freunde, Lehrer, Trainer etc. sind oft wichtige Bezugspersonen außerhalb der Familie. Wir können dem Kind unsere Hilfe anbieten, diejenigen zu informieren, die seiner Meinung nach informiert werden sollen.

4.2.3
Reaktion der Kinder

Vor allem bei kleineren Kindern hat man oft das Gefühl, daß sie schreckliche Erlebnisse auch schnell wieder vergessen, da sie sich innerhalb kurzer Zeit wieder ihrem Spiel zuwenden können, als wäre nichts geschehen. Diese Reaktionen von Kindern dürfen wir jedoch nicht mißverstehen, da sie gerade in der Phase des magischen Denkens die Fähigkeit haben, sich in ihre eigene Welt hineinzuflüchten und damit kurzfristig vieles ausblenden können, ihre Angst und ihre Trauer aber trotzdem vorhanden sind.

Die meisten Kinder beschäftigen sich mit ihrer Krankheit, auch wenn es ihnen nicht anzumerken ist. Oft bringen sie ihre Ängste und Vorstellungen in Zeichungen zum Ausdruck, einem Medium, das für sie adäquater ist als Worte. Sie drücken sich durch dunkle Farben aus, durch Bilder, die direkt den eigenen Tod oder den eines anderen Lebewesens zeigen. Manchmal handelt es sich auch um Zeichnungen, die nichts Geerdetes mehr erkennen lassen, zum Beispiel einen in der Luft hängenden Baum, Bilder, durch die man erkennen kann, daß den Kindern der Boden unter den Füßen weggezogen wurde.

Im Alltag können sie ihre Ängste oft nur indirekt ausdrücken, beispielsweise durch plötzliche emotionale Ausbrüche, die in keinem Verhältnis zu der Lappalie stehen, die dies ausgelöst hat, und die dann aber schnell wieder vergessen sind, oder dadurch, daß sie sich wieder stark an ihre Eltern klammern, sich kaum allein fortbewegen, oder daß sie wieder einnässen, obwohl sie seit langem trocken sind.

Jugendliche leiden oft unter massiven Schlafstörungen, die kaum auf Schlafmittel ansprechen. Tagsüber schlafen sie dann, denn da ist um sie herum viel Leben und Trubel. Sie fühlen sich dann soweit sicher, daß sie ihre Ängste kurzfristig nicht spüren. Wenn es jedoch Nacht wird, sind sie hellwach und finden manchmal trotz Hypnotika keinen Schlaf.

Oft bereiten sich Kinder in einer erwachsen anmutenden Weise auf den Tod vor. Sie wollen sich von ihrer Schulklasse verabschieden, verschenken ihr Spielzeug und machen sich Gedanken über ihre Beerdigung. Sie sprechen darüber, welchen Ablauf sie sich wünschen, wer anwesend sein soll und in welcher Kleidung und mit welchen Spielsachen sie begraben werden wollen.

Viele Kinder haben Angst davor, nach ihrem Tod vergessen zu werden. Manche machen ganz bewußt Geschenke als Erinnerungsstücke oder hinterlassen sogar kleine Vermächtnisse. Ein 10jähriger Junge besprach und besang beispielsweise eine Kassette für seine Eltern, damit sie immer an ihn denken. Andere setzen sich sehr konkret mit ihrem Sterben auseinander: „Was ist, wenn ich tot bin?" oder „Muß ich in einer Kiste modern?".

Wenn sich Kinder so intensiv damit beschäftigen, können wir den Eindruck gewinnen, daß sie ihren nahenden Tod verstanden haben. Trotzdem kann es plötzlich geschehen, daß sie davon sprechen, was sein wird, wenn sie erst einmal erwachsen sind. Dieser Widerspruch ist vollkommen normal, und wir finden ihn auch bei Erwachsenen. Niemand kann ständig an seinen eigenen Tod denken. Deshalb ist es wichtig, eine Balance zu finden zwischen der Rücksicht auf die Verleugnungsmechanismen des Kindes und dem Angebot, daß es immer über seine Krankheit sprechen und zu ihr Fragen stellen darf.

Wenn Kinder schließlich sterben, können sie oft sehr klar darüber sprechen, wen sie bei sich haben wollen. In vielen Fällen wünschen sie sich, daß nur sehr wenige Angehörige oder Freunde bei ihnen sind, oft auch nur eine einzige Person, meist die Mutter.

4.2.4
Begleitung der Eltern

Mit dem Gespräch über die Diagnose beginnt unsere Aufgabe, auch die Eltern auf ihrem schwierigen und oft langen Weg bis zum Tod des Kindes zu begleiten. Sie brauchen dabei viel Information und emotionalen Rückhalt.

Für die Kinder ist die Familie der beste Ort, um sich in dieser Zeit sicher fühlen zu können. Deshalb sollte so lange wie möglich diese Geborgenheit in den eigenen vier Wänden und im Zusammensein mit den Eltern und Geschwistern aufrechterhalten bleiben. Allerdings ist diese Zeit für die Eltern eine große Strapaze. Das kranke Kind konfrontiert sie mit seinen Fragen, sie müssen sich um die anderen Kinder kümmern, den Haushalt und ihren Beruf, und dabei auch noch mit ihrer eigenen Trauer und ihrer Angst vor dem, was kommen wird, fertigwerden.

Wir müssen die Angehörigen so weit stabilisieren und sie in den Prozeß mit einbeziehen, daß sie die Kraft haben, die schwierige Zeit auszuhalten und dem kranken Kind genügend Halt zu geben. Je mehr die Eltern aktiv für ihre Kinder tun können, desto besser können sie im Anschluß den Tod ihres Kindes verkraften. Das heißt für uns, mit den Eltern viele offene und stärkende Gespräche zu führen und ihnen auch während des Krankenhausaufenthalts des Kindes soviel wie möglich an Verantwortung zu übergeben, aber auch darauf zu achten, die unvermeidliche Überforderung nicht unerträglich stark werden zu lassen.

Nach dem Todesfall quälen sich viele Eltern mit Zweifeln und Schuldgefühlen, was sie hätten anders machen können und ob sie die Krankheit ihres Kindes hätten verhindern können. Durch unsere Beruhigung und Ermutigung können wir viel zu ihrer Stabilisierung beitragen. Wir können ihnen erklären, daß ihre Gefühle vollkommen normal sind, aber daß sie – vorausgesetzt wir sind nicht grundsätzlich anderer Meinung – genau das Richtige oder zumindest das Bestmögliche getan haben.

4.2.5
Team und Teamgespräche

Die meisten Kinder brauchen eine gewisse Zeit, bis sie Vertrauen aufgebaut haben. Deshalb sind sie während ihres Krankenhausaufenthalts mehr noch als Erwachsene angewiesen auf eine regelmäßige Betreuung durch die gleichen Personen. In vielen Kinderstationen wird aus diesen Gründen in einem Bezugspersonensystem gearbeitet, das möglichst viel an Konstanz bietet. Der emotionale Halt durch die gleichen vertrauten Gesichter ist enorm wichtig, da Kinder wesentlich hilfloser und abhängiger sind als Erwachsene.

Dieses Bezugspersonensystem ist meist berufsgruppenübergreifend gestaltet, d. h. Ärzte, Pflegepersonal und Pädagogen oder Seelsorger arbeiten gemeinsam in einem Team. Dabei wird darauf geachtet, daß auch die Kinder dieses Team als zusammengehörig erleben, indem beispielsweise die Kinder z. T. gemeinsam betreut oder auch Spiele zu mehreren gespielt werden. Auf diese Weise kann man versuchen, auch im Krankenhaus eine familiäre Atmosphäre zu schaffen. Die Kinder wissen, wo sie hingehören und wer zu ihrem System gehört. Sie haben durch das

Bezugspersonensystem eine spezielle Anlaufstelle und können sich so zusätzlich geborgen fühlen.

Die Betreuung der Kinder im Team macht es notwendig, regelmäßig alle wesentlichen Informationen auszutauschen, um die Kinder so gut wie möglich zu verstehen und sich über das gemeinsame Vorgehen zu verständigen. Die Mitglieder des Teams bekommen für gewöhnlich von den Kindern sehr unterschiedliche Informationen. Beispielsweise werden die Ängste der Kinder nachts oft stärker, so daß die Nachtschwester meist mehr darüber erfährt, was sie befürchten und welche Fragen sie dazu haben. Außerdem haben die verschiedenen Mitglieder des Teams aufgrund ihrer unterschiedlichen Persönlichkeit. ihrer verschiedenen Aufgaben und wegen eventueller Ähnlichkeiten mit Familienmitgliedern unterschiedliche Funktionen für die Kinder, etwa geduldiges Trösten oder mehr ermutigendes Fordern.

Die Teamgespräche dienen selbstverständlich einer regelmäßigen Übergabe der Informationen über die aktuellen Geschehnisse, aber auch der gemeinsamen Planung, wer mit wem und wann was macht. Wenn ein Kind wieder entlassen wird, kann hier auch beschlossen werden, wer wann Hausbesuche übernimmt und wer telefonischen Kontakt zu den Eltern und dem Kind hält.

Diese Besprechungen haben auch die wichtige Funktion, sich gegenseitig zu entlasten. Hier hat man die Gelegenheit, darüber zu sprechen, was einem Sorgen macht, ärgert, belastet oder überfordert. Manchmal ist es auch möglich, gemeinsam zu lachen und sich damit zu entspannen.

Eine stärkere Hinwendung zur Teamarbeit führt oft auch zu einer gewissen Auflockerung hierarchischer Strukturen und fördert eine größere Identifikation mit der Arbeit und damit eine höhere Einsatzbereitschaft.

4.2.6
Erweiterte Aufgaben

Mit diesem Ansatz zu größerer Offenheit und zu berufsgruppenübergreifendem Arbeiten können auch Aufgaben übernommen werden, die über die bisherige Betreuung im Krankenhaus hinausgehen. Beispielsweise können wir in Absprache mit dem Kind die Aufgabe übernehmen, sein Umfeld über seine Krankheit zu informieren. Zu diesem Umfeld gehören der Kindergarten, die Schule usw., alle Menschen, die dem Kind wichtig sind.

Es ist für uns im allgemeinen leichter als für das Kind und seine Eltern, andere Menschen über die Erkrankung und den Umgang damit sowie über evtl. notwendige Rücksichten und Hilfen aufzuklären. Für Eltern sind derartige Gespräche oft eine zu große emotionale Belastung, und auch für die Kinder selbst ist es eine Überforderung, zu erklären, wie es um sie steht.

Zu unseren Aufgaben kann auch die Nachsorge für die Eltern nach dem Tod der Kinder gehören, zum Beispiel in Form von Gruppen für verwaiste Eltern, die wir zunächst leiten und die später zu Selbsthilfegruppen werden können. Diese Gruppen sind für beide Seiten wichtig. Den Eltern tut es gut, sich auszusprechen, Schuldgefühle und Zweifel zu bearbeiten, sich mit anderen auszutauschen und sich dadurch ein wenig geborgen zu fühlen. Aber auch für uns als Therapeuten sind solche Gruppen sinnvoll, da sie uns die Möglichkeit geben, durch die Rückmeldung der Eltern unser Verhalten zu reflektieren und dadurch für die Zukunft zu lernen.

ZUSAMMENFASSUNG

- Den Eltern zur Seite stehen bei der Information der Kinder.
- Die Fragen der Kinder ehrlich beantworten.
- Die Ängste bedenken.
- Die Bedürfnisse der Kinder respektieren.
- Die berufsgruppenübergreifende Teamarbeit fördern.
- Die Eltern nach dem Tod durch Gruppenarbeit begleiten.

4.3
Gespräche mit Angehörigen

Angehörige sollten so früh wie möglich in den Betreuungsprozeß mit einbezogen werden. Sie bilden eine wichtige Ressource für die Krankheitsverarbeitung und die Stabilität des Betroffenen. Sie sind darüber hinaus oft die Hauptansprechpartner für das medizinische Fachpersonal. Deshalb empfiehlt es sich, möglichst bald – je nach Situation – gemeinsame Termine mit den Angehörigen und den Kranken zu vereinbaren.

Gespräche mit Angehörigen beinhalten zum Teil andere Schwerpunkte. Einerseits geht es auch hier um die Vermittlung der reinen

Sachinformation. Sie sollten über Krankheitsverlauf und Prognose Bescheid wissen, aber auch über ihre eigene Bedeutung bei der Begleitung der Patienten.

Je genauer wir die Angehörigen aufklären und je klarer unsere Empfehlungen sind, wie sie die Patienten unterstützen können, desto mehr können wir die Versorgung der Betroffenen verbessern. Unsere Hinweise beziehen sich auf den ganz normalen Alltag. Beispielsweise vergessen die Patienten oft auch nach einem ausführlichen Gespräch, wann sie welche Medikamente einnehmen müssen und in welcher Dosis. Deshalb sollten die Angehörigen unbedingt genau über die Medikation informiert werden. Wir können sie zum Beispiel dazu anregen, einen Wochenplan zu erstellen, aus dem einerseits für die Patienten deutlich ersichtlich ist, welche Medikamente wann zu nehmen sind, und der andererseits nach Einnahme immer abgehakt werden kann. Die Betreuung der Patienten schließt ebenfalls die Sorge für ihre richtige Ernährung, aber auch ihr geistiges und seelisches Wohl mit ein. Deshalb sollten die Angehörigen auch praktische Hinweise erhalten, beispielsweise wie sie den Alltag für die Kranken erträglich bis unterhaltsam gestalten können durch eine entsprechende Zimmergestaltung, durch Bücher oder Geselligkeit in Form von Nachbarschaftshilfe, Altentagesstätten etc., und welche Unterstützung ihnen im Rahmen der Pflegeversicherung zusteht. Darüber hinaus kann auch ein Notfallplan erstellt werden, d. h. die Angehörigen sollten darüber informiert werden, wie sie sich in Notfällen verhalten, wen sie wann anrufen, welches Medikament sie geben sollen etc.

Diese Delegation kann auch den Angehörigen selbst nützlich sein. Durch die Übernahme von Arbeiten für den Kranken treten sie aus der oft als passiv und – im wahrsten Sinne des Wortes – hilflos empfundenen Rolle heraus. Dem häufig auftretenden Wunsch nach aktiver Mithilfe wird damit Rechnung getragen. Dies kann zu einem späteren Zeitpunkt auch dazu führen, daß evtl. auftretende oder latent vorhandene Schuldgefühle nicht zu mächtig werden.

4.3.1
Gesprächsführung

Trotz Termindrucks lohnt es sich, ausführlich mit den Angehörigen zu sprechen und sich soviel Zeit wie möglich zu lassen. Daß Zeit Geld ist, wissen auch die Angehörigen. So haben sie manchmal eher Angst, sie würden den Ärzten die Zeit stehlen, und wagen oft nicht, genauer nach-zufragen. Häufig gehen auf diese Art und Weise viele wichtige Informa-tionen über den Patienten verloren.

Auch bei Gesprächen mit Angehörigen ist es deshalb von Bedeutung, vorsichtig mit ihnen umzugehen und immer zu bedenken, daß viele Menschen vor allem in derartigen Streßsituationen nicht unbefangen sind und oft Schwierigkeiten haben, das zu sagen, was sie wirklich mei-nen. Manchmal haben sich die Angehörigen in Gedanken gut vorberei-tet, kommen mit einem langen Fragenkatalog – und sind dann mehr damit beschäftigt, innerlich ihre Fragen zu sortieren und abzuhaken, als uns zuzuhören.

Die dargestellten Prinzipien der Gesprächsführung gelten natürlich genauso im Umgang mit Angehörigen. Wir könnten sie beispielsweise dazu ermutigen, über ihre Fragen zu sprechen.

Ärztin:	„Ich weiß nicht, wie es Ihnen geht. Ich habe oft ganz viele Fragen, und kaum bin ich in der Situation, daß ich fragen könnte, fällt mir nichts mehr ein."
Angehöriger:	„Genauso geht es mir im Moment. Ich habe das Gefühl, ich bin völlig blockiert."
Ärztin:	„Das ist vollkommen normal in so einer Situation. Wenn Sie wollen, können Sie sich zu Hause ruhig alles notieren, was Sie wissen möchten, und die Liste beim nächsten Mal mitbringen."

Die Ärztin geht hier einfühlsam auf den Angehörigen ein und spiegelt ihm, daß es normal sei, daß in Streßsituationen viele Fragen verlorenge-hen. Sie spricht über sich selbst und nimmt ihm dadurch seine Scham für seine Unsicherheit. Auf der Inhaltsebene drückt sie weiterhin aus, daß sie für seine Fragen offen ist.

Wir sollten immer wieder überprüfen, ob der Eindruck, den wir gewonnen haben, auch dem Ausdruck des Angehörigen entspricht. Denn der Angehörige als Sender kann einerseits nicht immer si-cher sein, daß er richtig kodiert hat, und wir als Empfänger stehen andererseits in Gefahr, falsch zu dekodieren. Deshalb ist es in den meisten Situationen sinnvoll, genau nachzufragen und ein Feedback zu geben.

Angehörige: „Es ist vielleicht besser, wenn mein Vater nächstes Mal
               nicht mitkommt. Er regt sich immer so auf."
Ärztin: „Denken Sie, daß es besser ist, daß Ihr Vater die genaue
               Diagnose nicht erfährt?"

Wir sollten uns auch umgekehrt unserer Kodierung den Angehörigen
gegenüber bewußt sein. So kann es geschehen, daß wir versuchen, den
Angehörigen zu erklären, welche Möglichkeiten der Patient zur Rehabi-
litation hat, schlagen aber einen derart traurigen Tonfall an, daß die
Angehörigen nur unsere Stimme wahrnehmen und in Panik geraten.
Rückmeldungen sind deshalb die beste Methode, um Fehldeutungen zu
vermeiden.

Mißverständnisse können durch den starken emotionalen Druck entstehen, unter dem die Angehörigen leiden. Viele wagen kaum, genauere
Daten abzufragen und verbergen ihre Angst hinter vorsichtigen Formulierungen. Andere verdrängen die drohende Gefahr durch die Haltung,
alles sei eigentlich nicht so schlimm, und halten damit unbewußt wichtige zusätzliche Informationen zurück. Wieder andere begegnen ihrem
Gegenüber offensiv und versuchen, den Arzt mit Fragen zu „löchern".
Doch dahinter stecken meistens starke Ängste, die die Angehörigen auf
diese Weise zu bekämpfen versuchen.

4.3.2
Die emotionale Welt der Angehörigen

Die Angehörigen haben natürlich – wie die Patienten selbst – ebenfalls
mit den bereits angesprochenen Gefühlen zu kämpfen. Diese sind aber
zum Teil mit anderen Gedanken verbunden. Da ist einerseits die Angst
vor der Zukunft, der Zukunft mit dem sterbenden Patienten und der
Zukunft nach dem Tod des Angehörigen. Aber viele spüren auch die
(vielleicht nicht eingestandene) Wut auf den Kranken, weil er ihr Leben
durch seine Krankheit derart verändert, daß es jegliche Normalität verloren hat. Sie müssen im Alltag auf ihn Rücksicht nehmen, viele Arztter-
mine und Krankenhausfahrten auf sich nehmen, aber auch Urlaube
bedürfen nun einer anderen Planung. Nichts ist mehr, wie es war. Durch
diese Wut entwickeln sie andererseits meist Schuldgefühle. Wie können
sie nur Wut empfinden, wo doch der Kranke wesentlich mehr unter der
Situation leidet, die Krankheit nicht mit Absicht entwickelt hat und sie

selbst außerdem weiterleben dürfen? Auf der kognitiven Ebene ist den Angehörigen dies durchaus bewußt, und doch lassen sich viele dieser Gefühle nicht unterdrücken.

Für viele ist es schwer, mit diesem Widerspruch zu leben. Kurzfristig scheint die Lösung in der Verleugnung zu liegen. Deshalb stellen viele Angehörige die gleichen Fragen immer wieder in der Hoffnung, daß doch noch eine positive Antwort kommen mag. Manchmal weinen sie oder sind verzweifelt, und wir spüren deutlich unseren spontanen Impuls, sie zu trösten und ihnen irgend etwas Positives zu sagen. Hier zeigt sich uns die große Gefahr, motiviert durch unsere eigene Hilflosigkeit, den Angehörigen falsche Hoffnungen zu machen.

> „Ich war sehr froh, daß ich von Anfang an eingeweiht wurde, als mein Mann seine Darmoperation hatte. So konnte ich mich allmählich darauf einstellen. Ich war immer informiert, aber er hat interessanterweise nie nach seinem Befund gefragt. 2 Jahre später stimmte das Blutbild wieder nicht, und eine weitere Gewebeprobe wurde nötig. Wir gingen anschließend beide zum Gespräch. Als wir wieder ins Auto stiegen, sagte mein Mann plötzlich: ‚Ach, jetzt haben wir ganz vergessen, nach dem path …‘ Weiter sprach er nicht, und ich dachte, wenn er es jetzt wissen will, spricht er weiter und dreht um. Aber er hat nie wieder davon gesprochen – bis zu seinem Tod.“

Im Gespräch mit den Betroffenen selbst spielt eine hoffnungsvolle Einstellung durchaus eine wichtige Rolle, um den Krankheitsverlauf dadurch positiv zu beeinflussen. Doch die Angehörigen sollten besser die Wahrheit erfahren, um sich auf die kommenden Situationen einstellen zu können. Während es beim Patienten eher sinnvoll sein kann, bestimmte Rücksichten zu nehmen, um Ängste vor dem weiteren Verlauf nicht zu groß werden zu lassen, sollten die Angehörigen tendenziell schonungsloser und ungeschminkter über den Verlauf informiert werden.

4.3.3
Professioneller Druck

Auch als Arzt steht man unter großem, wenngleich anders geartetem emotionalem Druck. Selbst wenn wir objektiv wissen, daß es nicht unsere „Schuld“ ist, daß der Patient so schwer krank geworden ist, so entwickelt sich doch manchmal ein Unbehagen gegenüber der Familie.

Manchmal können wir uns aufgrund früherer unangenehmer Erfahrungen doch nicht einer gewissen Beklommenheit erwehren, auch wenn dies im Moment keine Grundlage mehr hat. Allein die Ausstrahlung der Angehörigen, die scheinbar von einem unausgesprochenen Vorwurf geprägt sein kann, beeinflußt unsere Gedanken und unser Verhalten.

Bisweilen drängt sich unbewußt das Gefühl oder die Vorahnung auf, die Angehörigen könnten insgeheim der Ansicht sein, man hätte nicht genügend getan. Wir können diese Verunsicherung mit ins Gespräch nehmen, ohne uns wirklich bewußt zu sein, wie sehr sie den Verlauf der Besprechung bestimmen kann. Beispielsweise können wir unsere Unsicherheit zu kaschieren versuchen, indem wir besonders forsch auftreten. Vielleicht lassen wir die Angehörigen kaum zu Wort kommen und tun unser Möglichstes, um sie so schnell wie möglich wieder aus dem Sprechzimmer entlassen zu können. Wir können uns aber auch extrem vorsichtig verhalten. Unsere Wortwahl und Körpersprache drücken dann vielleicht viele indirekte Entschuldigungen aus, die eigentlich der Situation nicht adäquat sind.

Diese vielen unterschiedlichen Motive oder Unsicherheiten machen deutlich, wie viele verschiedene Möglichkeiten es gibt, einander falsch zu verstehen. Deshalb ist es wichtig, immer wieder zu überprüfen, inwieweit der Eindruck, den wir von den Angehörigen erhalten, sich mit deren Ausdruck deckt. Das bedeutet, wir müssen lernen, aktiv zuzuhören, indem wir immer wieder eine Rückmeldung geben.

4.3.4
Würdigung der Angehörigen

Mit fortschreitender Krankheit wird es für alle Beteiligten immer schwieriger, die Bedrohlichkeit der Situation zu verleugnen. Die Patienten müssen mehr an Energie aufwenden, um ihre Ängste weiter abzuwehren, und es besteht die Gefahr, daß das ganze System plötzlich zusammenbricht. Nicht zuletzt deshalb ist parallel eine enge Betreuung der Angehörigen wichtig, um deren Kräfte zu stärken. Sie müssen die Patienten rechtzeitig auffangen können und ihnen die Angst davor nehmen, vernachlässigt und damit wertlos zu werden.

Manchmal sind diese Befürchtungen nicht ganz unbegründet. Viele Angehörige haben eine große Scheu davor, mit den Kranken offen umzugehen, stecken in ihren eigenen Gefühlen fest oder geben innerlich die Kranken vielleicht auch zu früh auf – aus dem Gefühl heraus, nichts mehr tun zu können. Die Angst vor eigenem Versagen und übermächtigen Emotionen bestimmt oft ihr Handeln und macht sie hilflos.

Besonders schwierig wird die Lage, wenn die Angehörigen keine Anlaufstelle haben, wo sie sich aussprechen können. Den meisten ist es kaum möglich, mit den Kranken über ihre eigenen Probleme offen zu sprechen, und so bleiben sie damit oft auf der Strecke. Viele fressen ihre Probleme über lange Zeit in sich hinein.

Diesem Kreislauf der Unsicherheiten und der Minderwertigkeitsgefühle können wir vorbeugen, indem wir den Angehörigen rechtzeitig ihre zentrale Bedeutung vermitteln. Durch die Technik des aktiven Zuhörens und des Spiegelns ihrer Gefühle können wir ihnen zeigen, daß wir sie verstehen. Darüber hinaus drücken wir dadurch unsere Anteilnahme und unser Verständnis für ihre Situation aus.

Angehörige: „Ich weiß nicht, wie das mit meinem Mann weitergehen soll."

Ärztin: „Es ist im Moment schwer für Sie, an die Zukunft zu denken."

Angehörige: „Ja, das kann man wohl sagen."

Ärztin: „Der Zustand Ihres Mannes macht Ihnen angst. Ich kann Sie gut verstehen. (Pause) Aber ich kann Ihnen leider keine Hoffnung machen. Wie Sie wissen, können wir im Augenblick den weiteren Verlauf nicht abschätzen. Aber ich werde alles tun, was in meiner Macht steht, um Sie zu unterstützen."

Neben dem Spiegeln der emotionalen Ebene und einer empathischen Zuwendung gibt es viele verschiedene wichtige Inhalte, die den Angehörigen vermittelt werden können. Sie sollten dazu ermuntert werden, „unerledigte Geschäfte" aufzugreifen. Sie haben nun noch die vielleicht letzte Chance, vieles zu regeln, Fragen zu stellen oder sich zu entschuldigen.

Patientin: „Ich kann mir ein Leben ohne ihn überhaupt nicht vorstellen."

Ärztin: „Ich weiß, es ist nicht leicht, sich dies vorzustellen. Aber, Ihr Mann lebt jetzt noch, und er braucht Sie sehr. Vielleicht gibt es irgend etwas, was für Sie wichtig ist, ihm zu sagen oder mit ihm zu klären? Sie können diese Zeit als eine Chance nützen, ihm noch ganz viel mitzugeben."

Wenn ein Mensch stirbt, so ist dies die einzige Situation im Leben, nach der man nichts mehr „gut machen", nichts mehr verändern kann. Alles, was gesagt wurde, ist gesagt; alles, was nicht gesagt wurde, ist nicht gesagt. Alles, was getan wurde, ist getan; alles, was nicht getan wurde, ist nicht getan. In allen anderen Situationen des Lebens können wir uns entschuldigen, finanziellen Ausgleich schaffen, darauf hoffen, daß sich doch noch etwas verändert. Wenn jemand stirbt, gibt es keine Hoffnung mehr.

Vielen Menschen wird diese Tatsache erst in dem Moment schmerzlich bewußt, wenn der Tod ihres Angehörigen eingetreten ist. Erst dann wird das Verpaßte deutlich. Die meisten scheuen sich davor, mit dem Kranken über seinen bevorstehenden Tod zu sprechen. Die Notwendigkeit, den Patienten nicht zu belasten, dient häufig als Vorwand. Doch oft stecken dahinter die eigenen großen Ängste vor dem Verlust, manchmal auch Ängste vor dem Kranken.

Eine 32jährige Patientin erzählte mir von der schweren Krebserkrankung ihres Vaters. Sie hatte nie ein gutes Verhältnis zu ihm, da er sehr streng und unnahbar war. Die Finanzen waren das einzige, was ihn interessierte. Nun erfuhr sie plötzlich, daß er nicht mehr lange zu leben habe. Auf Nachfrage nach den „unerledigten Geschäften", nach den Dingen, die sie gerne noch mit ihm besprechen würde, weinte sie und meinte, er habe ihr nie gesagt, daß er sie liebe.

Sie schrieb ihm daraufhin einen Brief, in dem sie ihm ihrerseits sagte, wie sehr sie ihn liebe und daß sie sich immer gewünscht hätte, von ihm das gleiche zu hören. Beim nächsten Krankenbesuch verhielt er sich, als hätte es diesen Brief nie gegeben. Nach weiterer Ermutigung schaffte sie es, ihren Vater zum Abschied zu umarmen. Er reagierte überhaupt nicht. Doch am Ende des dritten Besuchs schien er darauf zu warten.

Die Patientin unterstützte ihn schließlich sehr, als er dann ins Krankenhaus kam, und war bei ihm, als er starb. Ihr Vater hatte sich in den letzten 4 Monaten nicht grundsätzlich geändert, aber sie hatten beide eine neue Nähe zueinander gefunden. Sie konnte sich gut von ihm verabschieden.

Selbst während der letzten Lebensmonate des Patienten haben die Angehörigen noch die Möglichkeit, in ihrer Beziehung zu dem Kranken viel für sich zu regeln. Auch in einer Situation, in der sie auf schmerzliche Weise mit ihrer Hilflosigkeit konfrontiert werden, können sie doch noch einiges für den Patienten tun, und es ist wichtig, daß wir sie darin bestärken.

Die Angehörigen können einen großen Beitrag zur emotionalen wie zur physischen Versorgung der Patienten leisten. Selbst bei Schwerstkranken können die Familienmitglieder im Krankenhaus zum Waschen oder Eincremen der Patienten herangezogen werden. Je mehr sie für die Kranken tun, desto besser können die Angehörigen ihre Hilflosigkeit aushalten bzw. im Anschluß den Tod verarbeiten. Durch ihre Aktivität wird das Unfaßbare wieder ein wenig faßbar.

Andererseits muß natürlich auch bedacht werden, daß der Patient mehr ist als sein Krebs bzw. seine Krankheit, das heißt, die Angehörigen sollten dazu ermuntert werden, auf die Ressourcen des Kranken zu achten, darauf, über welche Fähigkeiten der Patient nach wie vor verfügt. Deshalb ist auf der anderen Seite Vorsicht vor Überbehütung geboten. Viele Angehörige reagieren bereits vorzeitig extrem schonend, gerade so, als würde der Patient jeden Moment sterben oder als wäre er bereits so krank, daß er nur noch im Bett liegen müßte. Doch die psychische Befindlichkeit des Kranken spielt eine wesentliche Rolle für den weiteren Krankheitsverlauf und kann durch adäquate kleinere Aufgaben stark verbessert werden.

4.3.5
Aufklärung der Kinder

Falls in der Familie Kinder leben, sollten diese ebenfalls rechtzeitig auf den nahenden Tod des Angehörigen vorbereitet werden. Oft wird versucht, die Situation vor den Kindern geheimzuhalten. Man kann jedoch davon ausgehen, daß Kinder die Veränderung und die bedrohliche Lage intuitiv spüren. Die Art und Weise, wie manches plötzlich tabuisiert wird, die Blicke und veränderte Verhaltensweisen der Erwachsenen gehen an den Kindern nicht unbemerkt vorbei. Sie spüren die Stimmung, und je weniger sie wissen, je weniger sie einbezogen werden, desto größer ist ihre Angst. Drohendes Unheil, das man nur spürt, ohne es beim Namen nennen zu können und ohne genau zu wissen, worum es sich handelt, ist oft viel unerträglicher als die Wahrheit.

Die Aufklärung der Kinder sollte stufenweise vollzogen werden. Vor allem bei einer lebensbedrohlichen Krankheit allernächster Bezugspersonen wie Eltern und Geschwister ist es sicherlich nicht empfehlenswert, den Kindern gleich die volle Wahrheit über den drohenden Tod mitzuteilen. Da Kinder, wie später noch ausführlicher erörtert wird, noch keinen so ausgeprägten Todesbegriff wie Erwachsene haben, sollten sie zunächst nur von der Krankheit erfahren und lernen, Rücksicht nehmen zu müssen.

Für Kinder ist die Nachricht einer schweren Krankheit ihrer Mutter oder ihres Vaters wesentlich bedrohlicher als für Erwachsene, da sie noch in einem wesentlich stärkeren Abhängigkeitsverhältnis stehen. Durch den Tod eines Elternteils werden sie daher völlig entwurzelt. Vor allem kleinere Kinder erleben sich als eine Einheit mit ihren Eltern. Deshalb ist es für sie unvorstellbar, daß plötzlich ein Teil (ihrer selbst) fehlen soll. Aufgrund dieser Entwurzelung sollten Kinder wie Jugendliche das Recht haben, das Tempo ihrer Verarbeitungsmöglichkeit selbst vorzugeben, denn je näher ihnen die kranke Person steht, desto bedrohlicher wird die Nachricht über den bevorstehenden Tod für sie. Wenn wir Kinder über die unheilbare Krankheit eines Familienmitglieds aufklären, werden viele entsprechend ihrer Altersstufe noch nicht nach der Konsequenz Tod fragen, doch wenn diese Frage kommt, sollte sie so ehrlich wie möglich beantwortet werden.

Allerdings müssen wir darauf achten, daß wir die Kinder nicht überfordern. Sie sollten zwar rechtzeitig von der Krankheit eines Angehörigen erfahren, aber nur soweit dies für ihre Lebensveränderung als Erklärung nötig ist. Falls man noch von einer Lebenserwartung von mehreren Jahren ausgehen kann, sollten wir sie noch nicht gleich über die drohende Konsequenz des Todes informieren. Kinder können einen Zeitraum von mehreren Jahren noch nicht überblicken, und die Todesgefahr würde sie über lange Zeit unnötig belasten.

4.3.6
Verschwörung mit dem Arzt

Je offener das Gespräch mit den Patienten geführt werden kann, desto freier wird auch das Gespräch mit den Angehörigen. Doch manche Angehörige versuchen umgekehrt, sich mit dem Arzt zu verbünden und ihn zu einer Verheimlichung der genauen Diagnose vor dem Patienten zu überreden. Bevor man einen derartigen Bund eingeht, sollte man genau die Motivation der Angehörigen überprüfen.

In manchen Fällen haben Angehörige selbst große Probleme, sich mit der Diagnose zu konfrontieren. Sie bauen sich die Illusion auf, wenn der Patient nichts von der Lebensbedrohlichkeit erfahre, könnten alle Beteiligten weiter in ihrer Normalität leben. Viele haben eine große Scheu, sich mit den Kranken und deren Gedanken auseinanderzusetzen, manchmal aus Schuldgefühlen, aber auch aus Angst vor größeren Konflikten.

Der Wunsch, die Lebensbedrohlichkeit der Diagnose vor dem Patienten geheimzuhalten, kann in manchen Fällen sinnvoll und begründet sein. Unter Umständen ist es jedoch wichtig, die Angehörigen auf ihren Beitrag hinzuweisen und auf ihre Motive einzugehen.

Angehörige:	„Das hält er nicht aus, wenn er das auch noch erfährt."
Ärztin:	„Sie haben Angst davor, daß Ihr Vater dadurch noch depressiver wird. Was glauben Sie, was wird er tun?"
Angehörige:	„Dann steht er gar nicht mehr auf, und ich krieg ihn überhaupt nicht mehr aus dem Bett."

Die Ärztin hat der Angehörigen aktiv zugehört, ihr ihre Gefühle gespiegelt und offene Fragen gestellt. Die letzte Bemerkung der Angehörigen kann jedoch unterschiedlich interpretiert werden. Sie kann Ausdruck einer Sorge sein, daß der Vater sich nicht mehr bewegt, kann aber auch Ärger ausdrücken, daß er nur noch im Bett liegt und ihr dadurch noch zusätzliche Arbeit entsteht. Ein Feedback ist die einzige Möglichkeit der Überprüfung. Wir haben mehrere Möglichkeiten, die Rückmeldung zu formulieren.

Ärztin:	„Haben Sie Sorgen um ihn, oder ärgert es Sie, daß er sich nicht mehr bewegt?"
	Diese Frage ist deutlich herabsetzend und damit beeinflussend, denn es ist sehr unwahrscheinlich, daß sich die Angehörige im Falle der zweiten Lösung die Blöße gibt, deswegen sauer auf ihren Vater zu sein. Man kann aber auch offen und in einem freundlichen Ton fragen:
Ärztin:	„Was heißt das für Sie, wenn er nicht mehr aus dem Bett geht?"

Auf diese Frage kann die Angehörige nun wesentlich ehrlicher antworten, was die Reaktion ihres Vaters für sie bedeutet.

Wie auch immer ihre Antwort lauten mag, wir sollten der Angehörigen Verständnis für ihre Situation entgegenbringen. Vielleicht können wir sie auch davon überzeugen, daß eine Verheimlichung einer Entmündigung gleichkäme oder daß ihr Vater auch ein Recht auf Selbstverletzung habe (beispielsweise indem er beschließt, nicht mehr aufzustehen).

Welcher Art die Motive auch immer sein mögen, eine Überprüfung ist bei allen Gesprächen angeraten. Wir zeigen den Angehörigen damit auch, daß wir sie ernst nehmen, genauso wie die Patienten selbst.

Doch bei aller Bedeutung und Wichtigkeit der Angehörigen darf deren Belastbarkeit nicht überschätzt werden. Auch sie müssen Abschied nehmen und befinden sich bereits in dem Prozeß der oben beschriebenen Trauerphasen.

ZUSAMMENFASSUNG

- Konkrete Versorgungshinweise geben.
- Ängste der Angehörigen bedenken.
- Die Angehörigen dazu anregen, ihre „unerledigten Geschäfte" anzupacken.
- Vorsicht vor Entmündigung des Patienten.
- Kinder mit einbeziehen.

Kapitel 5

Die Begleitung unheilbar kranker Menschen

Mit der Übermittlung der Nachricht über eine unheilbare Krankheit verändert sich das gesamte Leben. Das lang eingespielte Gefüge von Familie, Freundschaften und Beziehungen, Arbeit und Beruf wird betroffen. Plötzlich müssen alle Beteiligten mit der Diagnose leben wie mit einer weiteren Person, die ständig anwesend ist.

Diese Lebenssituation bringt für alle Beteiligten viele Veränderungen mit sich. Manche Patienten entdecken neue, ungeahnte Gefühle, haben Gedanken, die sie selbst verblüffen und verhalten sich in einer Weise, wie sie es nie für möglich gehalten hätten. Genauso erstaunt reagiert oft ihre nächste Umgebung. Die Angehörigen müssen sich nicht nur auf die Veränderungen des Patienten einstellen, sie müssen zudem lernen, ihre eigenen Ängste zu verarbeiten und sich in die neue Realität einzuleben.

Nicht nur für sie, auch für Ärzte, Pflegepersonal, Seelsorger und Psychologen, für alle, die mit unheilbar Kranken arbeiten, ist oft sehr viel Geduld nötig, um sich auf die jeweilige Gefühlswelt und das sich ändernde Verhalten einzustellen. Eine wichtige Voraussetzung, um Verständnis aufzubringen, ist das Wissen über die emotionalen Prozesse.

5.1
Emotionaler Verlauf

Der emotionale Prozeß, der auf die Nachricht folgt, unheilbar krank zu sein, also die Trauer um das eigene Leben, kann nach Weisman (1979) in Form von 4 Stadien beschrieben werden:

1. existentielle Notlage,
2. Besänftigung und Anpassung,

3. Rückfall und Verschlechterung,
4. Vor- und Endstadium.

Diese Phaseneinteilung ist vergleichbar mit den eingangs beschriebenen Trauerphasen. Die Betroffenen erleben mit der Nachricht einen großen Schock, fühlen sich gelähmt und Gedanken wie „Das kann nicht sein!" oder „Nicht ich!" drehen sich im Kreis.

Da sich der Alltag mit der Diagnosestellung äußerlich oft noch nicht verändert, können die Betroffenen mehr oder weniger wirksame Verleugnungstrategien entwickeln. Manche versuchen, ihre Krankheit vollkommen zu ignorieren. Diese Strategie kann für einige Patienten große Gefahren in sich bergen, wenn sie in selbstschädigender Weise weitere Untersuchungen und therapeutische Maßnahmen verzögern oder gar verhindern.

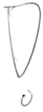

Bei unheilbar Kranken sind Wut und (Selbst-)Vorwürfe mit ähnlichen Inhalten wie bei Trauernden zu finden. Die große Frage „Warum ich?" läßt sich nicht beantworten, und oft macht sich eine große Enttäuschung und Verbitterung breit. Die erzwungene Abhängigkeit vom Arzt macht aggressiv und stellt eine Parallele dar zur Ohnmacht gegenüber der Krankheit. Daher werden Verbitterung und Wut über die Krankheit oft gegen den Arzt oder das Pflegepersonal umgelenkt.

Aggressionen gegen das medizinische Fachpersonal werden verstärkt, wenn falsche Hoffnungen gemacht worden sind, aber allmählich immer deutlicher wird, daß sie sich nicht erfüllen. Viele Patienten leben diese Aggressionen jedoch nur indirekt aus, weil die Position von Arzt und Pflegepersonal ihnen unangreifbar erscheint und sie von diesen Personen ja auch real abhängig sind. Sie sind die klassischen Nörgler, die über das Essen, andere Patienten usw. schimpfen. Nichts scheint ihnen recht zu sein. Manchmal dienen solche Aggressionen auch dazu, sich weniger hilflos zu fühlen.

Nach dem ersten emotionalen Ausbruch kommt häufig eine längere Phase, in der die Patienten ihr Schicksal zumindest akzeptieren und ruhig wirken. Diese Ruhe ist jedoch zu Ende, wenn die Krankheit sich zu verschlechtern beginnt und es sich abzeichnet, daß es sich hier nicht nur um eine vorübergehende Verschlimmerung handelt. Die Rückfallphase ist gekennzeichnet durch große innere Zerrissenheit. Manche Betroffene versuchen, sich mit dem Wissen zu arrangieren, daß ihre Erkrankung tödlich verläuft, andere hadern intensiv mit ihrem Schicksal.

Aus Aggression wird häufig Depression, wenn die Patienten sich zunehmend ihrer Krankheit ausgeliefert und ohnmächtig fühlen. Einige versuchen daraufhin, ihren nahenden Tod auch noch im Endstadium zu verleugnen, andere können mit ihrem Leben relativ gefaßt abschließen. Die jeweilige Reaktion hängt sowohl mit dem Krankheitsverlauf (unter anderem mit den Schmerzen) als auch mit der Persönlichkeit des Patienten zusammen.

Häufig fühlen sich die Kranken in der Verantwortung, es ihren Angehörigen nicht zu schwer zu machen, und versuchen bis zum Schluß, Gespräche über die akute Situation und das, was folgen wird, zu vermeiden. Oft können die Patienten selbst ihre Erkrankung und ihren nahenden Tod besser verarbeiten als die Angehörigen.

Die typischen Trauerphasen finden sich nicht bei allen Kranken, auch die Reihenfolge ist unterschiedlich. Ihre individuelle Ausprägung ist abhängig von den Höhen und Tiefen des Krankheitsverlaufs, der Situation und der Persönlichkeit des Kranken.

Für Außenstehende sind die Reaktionsweisen schwerkranker Menschen nicht immer leicht nachzuvollziehen. Die Bewältigungsstrategien erscheinen für Nichtbetroffene wie ein ständiges Wechselspiel unterschiedlicher Gefühle und Verhaltensweisen. Manche Reaktionen mögen sogar absurd erscheinen. Wir als Betreuer müssen sie als verzweifelte Versuche verstehen, mit einer unerträglichen Belastung umzugehen, und entsprechend würdigen.

5.2
Die notwendige Hilfe

Die emotionale Stabilität des Patienten ist zu einem großen Teil davon abhängig, wie gut er sozial eingebunden ist. Sein soziales Umfeld dabei zu fördern, ihn zu integrieren und ihm zu helfen, ist eine wichtige Aufgabe. In erster Linie geht es dabei um die Familie, aber auch Freundeskreis, Gruppenaktivitäten, Hausärzte, Seelsorger und – während des Klinikaufenthaltes – das ganze Stationsteam, Sozialarbeiter und Klinikpfarrer sind wichtige Ansprechpartner bei unserem Bemühen, dem Patienten möglichst viel Rückhalt zu verschaffen.

Viele Menschen haben eine große Scheu davor, mit unheilbar Kranken zusammenzusein. Es besteht neben der Angst vor Ansteckung (auch bei Krankheiten, bei denen keine Ansteckungsgefahr besteht) vor allem die Unsicherheit im Umgang. Darf ich ihn auf seine Situation ansprechen? Was kann ich ihm in seiner schrecklichen Situation überhaupt sagen? Wie gehe ich mit seinen emotionalen Ausbrüchen um? Je mehr es gelingt, Zugang zur emotionalen Welt des Kranken zu finden und ihn zu verstehen, desto mehr kann man ihm zu Seite stehen.

5.2.1
Akzeptieren der Gefühle

Der entscheidende Schritt ist auch hier, die eigenen Probleme mit dem Patienten und mit Krankheit und Tod wahrzunehmen. Sich mit ihnen zu konfrontieren und zu ihnen zu stehen, löst in der Regel den Knoten, der den Umgang mit dem Kranken blockiert. Das freiere Verhältnis zu den eigenen Ängsten überträgt sich bis zu einem gewissen Grad auch auf den Patienten und ermutigt ihn, einen besseren Zugang zu seinen Ängsten zu finden und mit uns über sie zu sprechen.

Die stärkste Blockade besteht aus der Verleugnung, lebensgefährlich erkrankt zu sein. Die Angehörigen machen diese Verleugnung meist mit, weil sie erleichtert sind, sich nicht mit Sterben und Tod auseinanderzusetzen zu müssen. Aber auch Ärzte unterstützen diesen Prozeß, sind froh und dankbar über positive Äußerungen des Patienten und übersehen, daß der Patient aufgehört hat, Fragen zu Untersuchungsergebnissen zu stellen.

Die Kranken müssen nicht notwendigerweise ständig mit ihrem Zustand konfrontiert werden, jedoch sollten Ärzte auf eine langfristige Kooperation achten, auch wenn manche Patienten versuchen, die Situation zu verleugnen. Auch hier gelten wieder die bereits genannten Regeln der offenen Kommunikation mit dem Patienten, was aber nicht heißen soll, ihn schonungslos zu informieren über Dinge, die er offensichtlich nicht wissen will.

Wenn der Patient in seiner Verleugnung so konsequent ist, daß er die Kooperation abbricht, steht man vor einer schwierigen Aufgabe. Eine Behandlung gegen seinen Willen kommt nur in Betracht, wenn er geschäftsunfähig ist. Andererseits werden wir Therapeuten unserer Verpflichtung ihm gegenüber nicht gerecht, wenn wir den Behandlungsabbruch oder die Verweigerung einzelner dringend erforderlicher Maßnahmen einfach hinnehmen, anstatt uns konsequent darum zu bemühen, daß er wieder kooperiert.

| Ärztin: | „Ich weiß, daß es schwer für Sie ist. Sie haben jetzt schon so viele Untersuchungen hinter sich, aber leider müssen |

> wir noch ein paar weitere machen, um Gewißheit zu
> bekommen. Wenn Sie möchten, kann ich Ihnen noch ein-
> mal genau unsere bisherigen Ergebnisse erklären."

Mit diesen Sätzen wird dem Patienten gezeigt, daß man seine Gefühle
wahrnimmt und ihm Wertschätzung vermittelt, indem man ihn ernst
nimmt. Falls dies noch nicht genügt, wird er durch diese Vorbereitung
meist aufgeschlossener sein für unsere Erklärungen, daß seine Erkrankung bedrohlich ist und die vorgesehenen Maßnahmen erforderlich
macht.

Auch emotional ist Widerstand des Patienten schwer zu verkraften. Es
wirkt auf uns leicht so, als mache er uns die Arbeit unnötigerweise noch
schwerer und sabotiere die Bemühungen, sein Leben zu retten oder
zumindest seinen Krankheitsverlauf günstig zu beeinflussen. Zu verstehen, daß dieser Widerstand auf einer unerträglichen Angst beruht,
macht es dem Arzt möglich, einfühlsam und sachlich mit dem Erkrankten umzugehen.

Der Ärger über die Aggressivität des Patienten und die Enttäuschung
über seine mangelnde Kooperativität und Anerkennung können auch
dazu führen, daß wir uns innerlich von ihm zurückziehen, vor allem,
wenn auch der Behandlungsverlauf unbefriedigend ist. Dann sind wir
nicht mehr die Gesprächspartner, die er so dringend braucht, und finden
auch selbst keine Befriedigung mehr in seiner Behandlung.

Auch Distanziertheit und Aggressivität der Patienten können uns den
Umgang mit ihnen schwer machen. Wenn eine Patientin sich beispielsweise beklagt: „Heute morgen ist mir wieder völlig kalter Tee gebracht
worden. Außerdem sagte mir niemand 'was von dieser Untersuchung",
dann können wir noch eher gelassen bleiben. Je mehr sich die Aggression aber gegen uns selbst richtet, desto größer wird die Gefahr, die
Geduld zu verlieren.

Patientin:	„Ich bestehe darauf, meine Blutwerte jeden Tag selbst notieren zu können. Außerdem werde ich noch einmal meinen Heilpraktiker konsultieren."
Ärztin:	„Der weiß auch nicht mehr, als ich Ihnen sagen kann."
Patientin:	„Doch, der kennt mich schon so lange und kann meinen Zustand viel besser beurteilen als Sie."

Vor allem wenn wir in unserer Kompetenz angezweifelt werden, gehen wir leicht in die Falle, uns zu verteidigen. Dann wird das Gespräch konfrontativ, möglicherweise sogar laut und heftig und damit unproduktiv und endet meist mit Verhärtung.

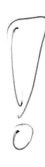

Ein Verständnis der Probleme, die hinter der Aggressivität der Patienten stecken, nämlich Angst, das Gefühl, uns ausgeliefert zu sein, die Verbitterung über das Schicksal, die beschämende Hilflosigkeit und alles, was damit zusammenhängt, macht es uns möglich, konstruktiv damit umzugehen. Fragen, Bedenken und Kritik verdienen eine sachliche Antwort, auch wenn sie inadäquat vorgebracht werden, unsachlich sind oder sich ständig wiederholen. Daran anschließend sollten wir verständnisvoll auf die emotionale Situation des Patienten eingehen.

Zwischen der natürlichen Bedrücktheit aufgrund der Erkrankung, einer depressiven Reaktion und einer ausgeprägten reaktiven Depression, die spezifische Behandlung erforderlich macht, gibt es fließende Übergänge. Bei der reaktiven Depression sind die Patienten niedergeschlagen, antriebslos, sie schlafen schlecht oder übermäßig viel, haben verminderten oder gesteigerten Appetit, fühlen sich wertlos, unfähig und schuldig. Sie grübeln, was sie im Leben versäumt haben, empfinden sich als Last für ihre Angehörigen, das medizinische Personal und die Krankenversicherung und betrachten die Krankheit als Folge ihrer Fehler oder als Strafe für ihre Schuld.

Diese Gefühle kann man nicht wegdiskutieren, Appelle, sich zusammenzureißen oder positiv zu denken, quälen den Patienten noch mehr. Zuhören, Verstehen, Vermitteln, daß wir ihn achten und nicht im Stich lassen, helfen dem Patienten, auch wenn wir es ihm äußerlich nicht anmerken, oder wenn er sich in seiner Verletzlichkeit und Verunsicherung verschlossen zeigt. Bei ausgeprägter Depressivität ist die Einschaltung eines Psychiaters, evtl. auch antidepressive Medikation erforderlich.

5.2.2
Respekt vor dem Patienten

Zu den wichtigsten Grundsätzen im Umgang mit trauernden Menschen (im weitesten Sinne) gehört, ihre Gefühle zu bedenken und zu respektieren. Ein Teil dieses Respekts ist, den Patienten auch die Gefühle gleichsam zu erlauben, die sie selbst ablehnen und nicht verstehen, und zu zeigen, daß man sie als Menschen trotzdem schätzt und nicht verurteilt.

Außerdem sind Emotionen in der Regel ein guter Ansatzpunkt, aus dem sich ein guter Kontakt ergeben kann. Wir müssen genau überlegen, wo der Betroffene im Moment steht, worüber er spricht, was er vermutlich fühlt, und ihn da abholen. Wenn er seine Gefühle nicht direkt ausdrückt, können wir sie vielleicht aus Mimik, Körperhaltung oder Feinheiten seiner Formulierung erschließen, oder daraus, was in seiner Situation üblicherweise zu erwarten ist. (In diesem Falle muß der Therapeut diese Gefühle aber sehr vorsichtig und explorativ ansprechen.)

Durch das Eingehen auf seine Emotionen zeigen wir dem Gesprächspartner, daß wir ihn wahrnehmen, und wir zeigen ihm dadurch unsere Wertschätzung. Diese Bestätigung ist wiederum eine wichtige Voraussetzung, um einen guten Rapport herzustellen.

Sobald eine Vertrauensbasis zwischen uns als Betreuern und dem Patienten hergestellt ist, ist es wesentlich leichter, ihn zu motivieren, ehrlicher über sich zu sprechen, trotz seiner Scheu, trotz seiner Scham über die Krankheit, seinen körperlichen und emotionalen Zustand und über die damit verbundene Abhängigkeit. Ohne diese Offenheit des Patienten wissen wir nicht, ob wir richtig auf seine emotionalen Bedürfnisse eingehen, ob er weitere Aufklärung über seine Erkrankung und Behandlung braucht und ob Mißverständnisse darüber ausgeräumt werden müssen. Um sicherzugehen, daß wir die Botschaften der Patienten richtig dekodieren, müssen wir das Wahrgenommene immer wieder durch Feedback-Schleifen überprüfen. Damit lassen wir den Gesprächspartner außerdem unser Interesse an dem spüren, was er sagt.

Zur Wertschätzung des Patienten gehört auch ein Umgangsstil, der über „die Leber auf Zimmer 211" hinausgeht. Zu diesem Stil gehören auch Freundlichkeit, Begrüßungs- und Verabschiedungsrituale und Zugewandtheit zum Patienten während des Gesprächs.

Respekt kann auch dadurch bezeugt werden, daß der Patient so intensiv wie möglich in den Behandlungsprozeß miteinbezogen wird. Er sollte über seine Untersuchungsergebnisse, Behandlungsmethoden, weitere Schritte und die Gründe dafür umfassend informiert werden, sofern er damit rational oder emotional nicht überfordert ist. Durch diese Offenheit spürt er, daß man ihn ernst nimmt und fühlt sich in seiner hilflosen Situation etwas weniger ohnmächtig.

Wir zollen den Patienten auch dadurch Respekt, daß wir mit ihnen offen über ihre Prognose sprechen und dabei die Balance halten zwischen dem Ernst der Krankheit und dem trotzdem noch bestehenden Maß an Hoffnung. So können wir ihnen die Sicherheit geben, daß wir sie unterstützen, in den Behandlungsprozeß einbeziehen und alles tun, um ihre Schmerzen zu lindern.

Ärztin:	„Ich kann Sie gut verstehen, daß Sie einen genauen Zeitpunkt wissen wollen. Mit Klarheit können wir oft besser leben als mit Ungewißheit. (Pause) Ich fürchte, daß Sie nicht mehr lange leben werden, aber wie lange es noch dauern wird, ist schwer zu sagen. Es können noch ein paar Wochen sein, aber vielleicht auch noch ein halbes Jahr, vielleicht auch noch länger. Wir müssen die weitere Entwicklung verfolgen und immer wieder überlegen, was wir für Sie tun können. Wir werden auf alle Fälle immer für Sie dasein."

5.2.3
Die eigenen Abwehrmechanismen

Wenn Patienten sich scheuen, ihre Gefühle klar auszusprechen, dann kann das auch an uns als Gesprächspartnern liegen. Wenn sie aus unserem Verhalten oder aus der Ausdrucksweise erschließen, daß die Situation uns unangenehm ist oder daß wir mit einem offenen Gespräch über ihre Erkrankung überfordert sind, dann sprechen sie uns im allgemeinen nicht direkt darauf an, um es zu überprüfen, sondern ziehen sich innerlich zurück. Sie können unsere Schwierigkeiten mit der Situation auch unterschwellig wahrnehmen und unbewußt auf uns Rücksicht nehmen.

Um nicht durch eigene Schwierigkeiten das Gespräch zu blockieren, sollte man sich bei der Arbeit mit Schwerkranken und ihren Angehörigen immer wieder selbst überprüfen,

- inwieweit man durchaus froh und erleichtert ist, wenn der Patient nicht allzu genau nachfragt,
- wie gut man aktiv zuhören kann,
- wie gut man selbst mit den Themen Krankheit und Tod zurechtkommt und
- wie groß die eigene Scheu ist, diese Themen anzusprechen.

Vor allem in der Arbeit mit HIV-infizierten Patienten muß man sich diese Fragen stellen, denn oft reagieren die Helfer auch aus Unsicherheit, aus Angst davor, selbst angesteckt zu werden, oder aus Gründen, die den eigenen Moralvorstellungen entspringen, mit Abwehr.

5.2.4
Die Ressourcen der Patienten

Trotz der entscheidenden Bedeutung, die unsere Hilfe für den Patienten hat, dürfen wir seine eigenen Leistungen und Fähigkeiten nicht vergessen. Diese Ressourcen anzusprechen, stärkt sein Selbstvertrauen und sein Selbstwertgefühl und hilft ihm, seine Situation zu bewältigen. Niemand will immer mit seiner lebensbedrohlichen Krankheit konfrontiert oder auf sie reduziert und nur über sie definiert werden (Eine Patientin: "Ich bin mehr als mein Krebs!").

Jeder Mensch hat irgendwelche Ressourcen, die wir durch aktives Zuhören oder gezieltes Fragen kennenlernen können und die er direkt einsetzen oder als Ermutigung nutzen kann.

Auch bei fortgeschrittener Krankheit können viele Patienten noch ihre – vielleicht längst vernachlässigten – Hobbies pflegen: Malen, Basteln, Musizieren usw. Manche kranke Menschen haben sogar bis kurz vor ihrem Tod Freude daran zu singen.

Bei fortgeschrittenen Erkrankungen können wir die Ressourcen der Patienten oft nur noch dadurch ansprechen, daß wir sie dazu auffordern, von ihrem Leben zu erzählen. Dadurch können wir ihre Leistungen würdigen und ihnen Gelegenheit geben, das eigene Leben zu reflektieren. Falls bei den Angehörigen Interesse besteht, können wir dazu anregen, ihnen aus der Geschichte der Familie zu erzählen. Dadurch spüren die Patienten, daß sie in der Geschichte ihrer Familie einen Stellenwert haben und daß sie einen Beitrag zu ihrer Verbundenheit und Identität leisten.

Wenn jüngere Patienten wenig aus ihrer Lebensgeschichte und aus der Geschichte ihrer Familie zu erzählen wissen, dann können wir statt dessen mit unseren Fragen mehr auf ihre Beziehungen zu Freunden und Verwandten und auf ihren Beruf eingehen. Auch hier sollten wir auf Leistungen und Fähigkeiten abheben.

5.2.5
Offenheit für die Trauer

Andererseits ist es auch wichtig, sich der Trauer des Patienten nicht zu verschließen. Es geht nicht um eine nachträgliche Schönfärbung des Lebens. Viele sehen im Rückblick auf ihr Leben nichts Schönes und Lobenswertes. Sie würden sich mißverstanden und nicht ernstgenommen fühlen, wenn wir sie dazu drängen würden, krampfhaft nach etwas Positivem zu suchen. Deshalb sollten wir danach sehr vorsichtig fragen und unser weiteres Vorgehen von der Reaktion des Patienten abhängig machen.

Falls er zögernd reagiert, können wir auch ganz einfache konkrete Fragen stellen, beispielsweise: „Wann haben Sie geheiratet?" oder „Wie viele Kinder und Enkelkinder haben Sie?"

Wenn wir den Eindruck haben, daß der Patient sich mit den unbefriedigenden Aspekten seiner Lebensgeschichte auseinandersetzen kann und will, können wir auch Fragen stellen wie „Gibt es etwas, was Sie heute in Ihrem Leben anders machen würden? Was war gut, womit sind Sie zufrieden? Welche Wünsche sind offen geblieben?" Damit können wir die Patienten begleiten bei der Trauerarbeit angesichts dessen, was sie gern anders gemacht und erlebt hätten und nun nicht mehr können.

Auch hier müssen wir ihnen wieder mit viel Offenheit begegnen und viele Gesprächspausen lassen, um die Möglichkeit zu geben, nachzufragen oder sich in Ruhe Antworten zu überlegen. Wir müssen aktiv zuhören, worüber die Patienten tatsächlich sprechen, um die Themen wahrzunehmen, die sie wirklich bedrücken bzw. an denen sie Interesse haben.

Oft sind die unheilbar Kranken kurz vor dem Tod bereit, über ihr Sterben zu sprechen, aber wir selbst sind in Gefahr, zu beschwichtigen und die Realität zu verleugnen. Aber gerade hier müssen wir ihnen Halt geben und in ihren Gefühlen beistehen.

Patientin:	„Ich spüre, es dauert nicht mehr lange und dann gehe ich."
Seelsorger:	„M-mh. Ihre Krankheit ist schon sehr weit fortgeschritten. Es ist sehr wahrscheinlich, daß es nicht mehr lange dauert. (Pause) Haben Sie Schmerzen?"
Patientin (weint):	„Es geht, aber ich habe vor allem Angst."
Seelsorger:	„Ja, das verstehe ich. (Pause) Ich kann Sie darin leider nicht trösten oder Ihnen sagen, daß es bestimmt wieder besser wird, obwohl ich das so gerne täte. Ich wünschte mir, ich könnte Ihnen etwas von Ihrer Angst nehmen."
Patientin:	„Ich weiß, daß ich damit allein bin, aber es tut gut, es einfach mal auszusprechen."

Oft überschätzen wir auch das Bedürfnis des Patienten, den Ernst seiner Situation zu verleugnen, und sind erstaunt, wie erleichtert er darauf reagiert, wenn wir dieses Thema anschneiden und damit die notwendige Ermutigung geben, darüber zu sprechen.

Weinende Patienten machen oft besonders hilflos. Wir haben dann den Impuls, schnell die Tränen zu trocken und reichen rasch ein Taschentuch. Wir wollen die Tränen und damit auch unsere eigene Hilflosigkeit nicht sehen. Je mehr wir uns die Wichtigkeit dieser Tränen vor Augen führen, die für die Patienten oft ungemein entlastend sind, desto eher können wir sie akzeptieren. Vorschnelles Trösten kann auch bedeuten, daß wir damit etwas „Wegreden" und damit signalisieren, daß wir uns mit dem Kummer des Patienten nicht befassen wollen.

Wir müssen auch offen dafür sein, wie unsere Patienten ihr Sterben bewußt und unbewußt gestalten, und individuelle Bedürfnisse respektieren. Manche Patienten scheinen den Todeszeitpunkt irgendwie steuern zu können. Während einige darauf warten, bis alle Angehörigen gegangen sind, um allein sterben zu können, wünschen sich die meisten, in der Anwesenheit ihrer nächsten Bezugspersonen zu sterben, und halten oft über lange Zeit durch, bis alle anwesend sind.

> „Einer unserer Patienten hat uns gebeten, seine Familie anzurufen, weil er selbst spüren würde, daß es jetzt bald zu Ende ginge. Er hatte kaum noch die Kraft, uns das zu sagen. Seine Verwandten kamen sehr schnell und brachten viele Kerzen mit. Als er bald darauf starb, standen wir alle zusammen und gaben uns die Hände. Es war sehr ergreifend, und obwohl ich schon so oft Menschen habe sterben sehen, schossen mir die Tränen in die Augen. Mir ist klargeworden, daß auch wir Ärzte lernen müssen, unsere Patienten gehen zu lassen."

5.2.6
Das eigene Abschiednehmen

Auch wenn keine persönliche Bindung entsteht, die mit der zu den Angehörigen vergleichbar ist, so entwickelt sich doch durch die Pflege und medizinische Betreuung eine emotionale Beziehung zu den Patienten, die einen Abschied manchmal schwer werden läßt. Patienten mit unheilbaren Krankheiten zu betreuen, bedeutet somit auch, sich darauf vorbereiten zu müssen, sie durch den Tod zu verlieren.

Für die Patienten ist es sicherlich immer am besten, bis zum Schluß von vertrauten Personen begleitet zu werden. Diese Regel gilt nicht nur für Kinder, auch Erwachsene brauchen feste Bezugspersonen. Für Ärzte und Pflegekräfte kann jedoch das Gefühl, versagt zu haben bzw. ohnmächtig gegen die Krankheit zu sein, sehr stark ausgeprägt sein. Auch die Vorstellung, den Todeskampf des Patienten miterleben zu müssen und damit der eigenen Angst vor Schmerz, Hilflosigkeit und Sterben ausgeliefert zu sein, ist für viele schier unerträglich.

Die Unausweichlichkeit des Todes zu akzeptieren, ist für Ärzte oft dadurch besonders schwer, daß sie von ihrer Ausbildung und Einstellung her ganz darauf ausgerichtet sind, Leben zu erhalten. Plötzlich geraten sie nun in eine Situation, in der auch sie nichts mehr bewirken können, und wie die Angehörigen können auch sie in große Betriebsamkeit verfallen, um das Gefühl aufzubauen, irgend etwas getan zu haben, und um durch aktives Handeln Gefühle von Versagen und Hilflosigkeit abzubauen.

Diese Gefühle können hin und wieder so stark sein, daß manche Ärzte es kaum wagen, beim Sterben des Patienten anwesend zu sein. Viele hoffen, daß sein Tod erst nach Dienstschluß eintritt. Sie haben Angst vor dem eigenen Abschied vom Patienten und vor dem Gespräch mit den Angehörigen, denen die Todesnachricht übermittelt werden muß.

> „Immer wenn ich weiß, daß jemand stirbt, denke ich: ‚Hoffentlich erwischt es mich nicht!‘ Ich habe immer noch Angst davor, es jemandem sagen zu müssen und hoffe, daß ich mich drücken kann.“

Manchmal kommt es geradezu zu einer Rollenumkehrung: Die Patienten spüren die Ängste ihrer Betreuer und versuchen, sie zu schützen. So kann es dazu kommen, daß alle Beteiligten einander gut zureden und gemeinsam verleugnen, wie ernst der Zustand ist.

Manche Ärzte schützen sich von vornherein vor ihren Emotionen, indem sie eine große Distanz zwischen sich und dem Patienten aufbauen. Sie bleiben quasi in einiger Entfernung stehen und sehen nur die Symptome. Der Mensch bleibt im Hintergrund und damit auch die Gefühle. Ein Arzt reduzierte seine Haltung auf den Punkt: „Wir sind ablauforientiert und nicht patientenorientiert.“

Um mit dem Sterben adäquat umgehen zu können, brauchen wir eine Balance zwischen Distanz und Identifikation mit den Patienten. Wir sind betroffen und traurig über ihren Tod, unser Mit-Empfinden sollte

aber nicht dazu führen, daß wir selbst leiden und in unserer Funktions-
fähigkeit beeinträchtigt werden. Um diese Balance aufbauen und erhalten zu können, brauchen wir eine Möglichkeit, über unsere Gedanken
und Gefühle zu sprechen, z. B. mit unseren Angehörigen und Kollegen,
am besten in einer Balint-Gruppe oder Supervision.

5.2.7
Der Ansatz der Hospiz-Bewegung

Die Intention der Hospiz-Bewegung ist, unheilbar Kranken dabei zu helfen, so schmerzfrei und würdevoll wie möglich sterben zu können.
Dabei wird darauf geachtet, daß sie – soweit dies geht – selbstbestimmt
leben und daß ihr Bewußtsein klar bleibt. Durch Akzeptanz und Wertschätzung sollen sie spüren, daß sie nicht zur Last fallen. Die medizinische Betreuung dient nicht mehr der Heilung, sondern der palliativen
Behandlung.

Ein Team aus Fachleuten und Laienhelfern bietet ein hohes Maß an
Kontinuität und damit an emotionaler Sicherheit für die Sterbenden. In
diese intensive Betreuung sind auch die Angehörigen einbezogen durch
Gespräche und auch durch Nachbetreuung nach dem Todesfall.

Um die Sterbenden so wenig wie möglich auszugrenzen, können die
Angehörigen jederzeit kommen, auch längerfristig im Hospiz bleiben
und einen Teil der Pflege mit übernehmen. Diese Möglichkeit ist für die
Sterbenden eine große Beruhigung und für die Angehörigen eine große
Hilfe, mit ihrer Machtlosigkeit gegenüber der Erkrankung des Patienten
umzugehen und schon vor seinem Tod Trauerarbeit zu leisten.

Neben der Unterbringung in ihren Heimen bietet die Hospizbewegung in vielen Städten auch einen ambulanten Dienst an. Er ermöglicht
es, daß die Sterbenden bis zu ihrem Tod in den eigenen, vertrauten vier
Wänden bleiben und daß die Angehörigen immer wieder für ein paar
Stunden entlastet werden und ihren eigenen Beschäftigungen ungestört
nachgehen können.

Es ist nicht immer möglich, den Todkranken in der Endphase nach der
Ausschöpfung aller therapeutischen Möglichkeiten in ein Hospiz oder in
die häusliche Betreuung zu entlassen. In diesem Falle ist aber zu überlegen, inwieweit die Prinzipien der Hospizbewegung auch im Krankenhaus
angewandt werden können. Bestrebungen dazu gibt es bereits, z. B. werden auf manchen Stationen Sterberituale durchgeführt, und vor allem in
Großstädten gibt es auch Krankenhäuser mit eigenen Palliativstationen.

Vielleicht ist es mit Hilfe von organisatorischen und räumlichen Veränderungen auf vielen Stationen durchführbar, Angehörigen von Sterbenden zu ermöglichen, sie jederzeit zu besuchen, sich auch über einen
längeren Zeitraum bei ihnen aufzuhalten und bei der Pflege mitzuhelfen.

Wenn es nicht möglich ist, Sterbende in Einzelzimmern unterzubrin-
gen, dann kann zumindest durch Stellwände oder Vorhänge ein Mini-
mum an Intimsphäre für alle Beteiligten geschaffen werden. Das kann es
den Angehörigen erleichtern, mehr Körperkontakt zu den Sterbenden
aufzunehmen. Dazu brauchen sie oft unsere Ermunterung und den Hinweis, daß sie den Sterbenden dadurch emotional noch viel geben können. Auch bei bewußtseinsgetrübten oder gar komatösen Patienten
scheinen körperliche und sprachliche Zuwendungen eine gewisse Wirkung zu haben. Außerdem ist bekannt, daß die Angehörigen im Anschluß ihre Trauer wesentlich besser verarbeiten können, je mehr Kontakt sie zu den Sterbenden hatten.

Diese Offenheit den Sterbenden wie den Angehörigen gegenüber
sollte jedoch für die gesamte Station gelten. Mit mehr berufsgruppen-
übergreifender Teamarbeit und Offenheit untereinander könnte in den
Krankenhäusern eine generelle Haltung entwickelt werden, die durchaus der der Hospizbewegung entspricht.

ZUSAMMENFASSUNG

- Die Gefühle akzeptieren.
- Die individuellen Schutzbedürfnisse der Patienten beachten.
- Auf die Ressourcen achten.
- Kontaktmöglichkeiten schaffen.
- Das Sterben des Patienten aushalten.
- Verbesserung der Teamarbeit.

KAPITEL 6

Plötzlicher Tod 6

Während sich beim Tod nach längerer Krankheit sowohl die Angehörigen als auch die Ärzte und das medizinische Fachpersonal auf diese Situation vorbereiten können, werden bei plötzlichem Tod alle beteiligten Personen überrascht. Das Unvorhersehbare macht es schwieriger, sich sofort auf diese akute Situation einzustellen. Plötzliche Ereignisse wie Herzinfarkte, Schlaganfälle, aber auch Unfälle und Suizide müssen vom medizinischen Fachpersonal, von Polizeibeamten, Seelsorgern und Feuerwehrleuten aufgefangen und verarbeitet werden.

Patienten, die akut eingeliefert werden nach einem Herzinfarkt oder dergleichen, lösen spontan einen hohen Streßlevel aus. Das Team muß sofort bereit sein, alle Vorbereitungen müssen in kürzester Zeit getroffen werden, um das Menschenleben zu retten. Obwohl sich Gedanken und Handlungen in Sekundenschnelle auf die neue Situation einstellen können, kommt doch bewußt oder unbewußt auch Angst vor einem Versagen auf, Angst davor, die lebensrettenden Maßnahmen könnten nicht mehr ausreichen oder daß etwas übersehen werden könnte.

Wie in kaum einem anderen Beruf können sich im medizinischen Bereich Fehler äußerst folgenschwer, ja sogar tödlich auswirken. Entsprechend hoch sind der Druck und die Verantwortung, die tagtäglich getragen werden müssen. Diese Verantwortung wird in einer akuten Notfallsituation besonders spürbar. Streß und Angst steigen, und der Ton untereinander wird oft lauter und rauher.

Dieser Streßlevel steigt meist noch höher, und der Schock wird noch größer, wenn Menschen nach einen Unfall eingeliefert werden. Der Zeitdruck ist oft enorm, und der Schock über den Anblick muß erst überwunden werden. Natürlich macht sich auch hier im Lauf der

▶

Jahre Routine breit, und in vielen Unfallkrankenhäusern lösen selbst extrem verletzte Menschen kaum mehr Erschrecken aus. Ein natürlicher Schutzmechanismus setzt ein, der alle Wahrnehmung nur noch auf die Verletzungen und das medizinisch Notwendige richtet. Nur noch der Streß, schnell und sicher funktionieren zu müssen, wird als solcher empfunden.

Diese Anspannung fällt in sich zusammen und wird oft zu einer kleinen, kaum wahrgenommenen Depression, zu einem Gefühl von Versagen, wenn der Patient nicht gerettet werden konnte. Meist bleibt kaum Zeit, diesem Gefühl nachzugehen, die Angehörigen müssen informiert werden, und der nächste Patient wartet.

Ähnlich ergeht es Polizeibeamten, Seelsorgern und Feuerwehrleuten, die mit einem oder mehreren schwerverletzten oder toten Menschen konfrontiert werden. Sie spüren ihre Hilflosigkeit und ihr Entsetzen bzw. hoffen voller Angst, der Verletzte möge nicht sterben.

Durch tragische Unfälle werden alle Menschen schwer belastet. So erging es beispielsweise auch den Rettern beim großen ICE-Unglück 1998. Die meisten von ihnen leiden unter einem posttraumatischen Streßsyndrom, das bei einigen Helfern derart stark war, daß sie in ihrer Verzweiflung und Erschütterung den Suizid als einzigen Ausweg gesehen haben.

Doch wie weit die eigene Erschütterung über den Tod eines Menschen geht, hängt von vielen Faktoren ab. Unsere emotionale Reaktion wird zum einen durch die Todesart bzw. den Krankheitsauslöser beeinflußt, denn ein Unfall beispielsweise löst in der Regel andere Emotionen aus als ein Suizidversuch. Darüber hinaus ist auch das Alter der Opfers eine wichtige Determinante. Wie tief wir erschüttert sind, hängt zum anderen auch von unserer Persönlichkeit und unserer Berufserfahrung ab. Außerdem werden wir noch beeinflußt durch unsere momentane Verfassung. Doch manchmal gibt es Situationen, in denen alle Erfahrungen uns nichts zu nützen scheinen und wir trotz allem tief aufgewühlt sind.

6.1
Übermittlung der Todesnachricht

Während das medizinische Fachpersonal in direktem Kontakt zu dem Verstorbenen war und den Prozeß des Sterbens in den meisten Fällen

miterlebt hat, müssen sich Polizeibeamte und Seelsorger, die eine Todesnachricht zu überbringen haben, oft ohne diese Vorerfahrung auf das
Gespräch mit Angehörigen einstellen. Der Bezug zu den Verstorbenen
fehlt, was sich in manchen Fällen positiv auswirken kann, weil die Konzentration auf die Angehörigen dadurch stärker ist, manchmal negativ,
da scheinbar weniger Anknüpfungspunkte vorhanden sind.

Die folgenden Beispiele beziehen sich in erster Linie auf Gespräche
mit Angehörigen nach dem bereits eingetreten Tod. Sie gelten aber
analog auch für die Situationen, in denen der Patient schwerstverletzt
ins Krankenhaus eingeliefert wird und die Angehörigen auf den Anblick
und den nahenden Tod vorbereitet werden müssen.

Übermittlung am Telefon

Polizeibeamte übermitteln die Todesnachricht nie telefonisch, sie kommen immer in die Wohnung, um die Angehörigen in ihrem Schock emotional auffangen zu können. Da vor allem bei einem plötzlichen Todesfall dieser Schock der Angehörigen geradezu unerträglich stark sein
kann, sollten auch Ärzte nach Möglichkeit vermeiden, die Nachricht am
Telefon zu übermitteln. Wenn Angehörige auf den Tod vorbereitet sind
und vielleicht sogar explizit übers Telefon informiert werden wollen,
kann man wohl bedenkenlos anrufen, doch bei einem plötzlichen
Todesfall kann der Überbringer der Nachricht die Reaktion der ihm
dann ja im Augenblick völlig unbekannten Angehörigen nicht einschätzen. Der Schock kann durchaus zu einem bewußten oder unbewußten
Suizid (im Sinne eines Sichsterbenlassens) führen, vor allem wenn der
betreffende Angehörige vielleicht noch mit weiteren Stressoren wie
Arbeitslosigkeit, eigene Krankheit usw. zu kämpfen hat. Alle diese Risi-
kofaktoren kann man bei fremden Personen nicht einschätzen.

Deshalb empfiehlt es sich, in Situationen wie diesen auf Notlügen aus-
zuweichen, soweit man dies mit sich selbst vereinbaren kann. Nachdem
man sich vergewissert hat, daß man mit der richtigen Person spricht,
könnte man beispielsweise sagen:

Ärztin:	„Frau Müller, ich muß Ihnen leider mitteilen, daß Ihr Mann einen schweren Unfall hatte."
Frau Müller:	„Um Himmels willen, was ist denn passiert?"
Ärztin:	„Genaueres kann ich Ihnen leider im Moment auch nicht sagen. Ich weiß nur, daß er einen Autounfall hatte."

> Frau Müller: „Was fehlt ihm denn? Lebt er noch?"
> Ärztin: „Ich kann Ihnen leider im Augenblick nicht mehr
>   sagen. Ich habe nur die Information, daß ich Sie anru-
>   fen soll. Ich möchte Sie bitten, ins Krankenhaus zu
>   kommen, dann können Sie sicher mehr über den Unfall
>   erfahren. Aber lassen Sie sich ruhig Zeit, wir haben
>   Ihren Mann soweit stabilisiert. Vielleicht ist es besser,
>   ein Taxi zu nehmen, dann können Sie bis vor die Ein-
>   gangstür fahren."

Die Ärztin ist in diesem Fall der Frage, ob Herr Müller noch lebe, ausge-
wichen und hat die Frau später indirekt beruhigt mit der Behauptung,
daß er soweit stabilisiert sei. Bei derartigen Anrufen ist die Bemerkung,
daß keine Eile bestehe, immer wichtig, um die Angehörigen ein wenig zu
beruhigen. Die Aufregung wird trotzdem sehr groß bleiben. Deshalb ist
die Anregung, ein Taxi zu nehmen, in den meisten Fällen sinnvoll, um
der Unfallgefahr in einer derartigen Streßsituation vorzubeugen.

Selten wird der Begriff „Notlügen" so zutreffend benutzt werden wie
in diesen Situationen. Diese „Lügen" in der Not sind sicherlich keine
befriedigende Lösung, aber vielleicht doch eher vertretbar als die
Gefahr, durch die Übermittlung der Nachricht per Telefon einen Suizid
auszulösen. Doch ist es in jedem Fall wichtig, die Notlüge aufzulösen,
sobald die Angehörigen im Krankenhaus ankommen.

> Ärztin: „Frau Müller, es tut mir furchtbar leid, ich muß Ihnen lei-
>   der mitteilen, daß Ihr Mann bereits gestorben war, als ich
>   Sie anrief. (Pause) Es war mir wichtig, dies Ihnen von
>   Angesicht zu Angesicht zu sagen, weil ich Angst um Sie
>   hatte, wenn Sie mit dieser Nachricht ganz allein sind."

Diese Auflösung ist wichtig, um eventuelle Selbstvorwürfe der Angehörigen gar nicht erst entstehen zu lassen. Anderenfalls besteht die
Gefahr, daß sie sich Gedanken darüber machen, sich die Schuhe zu langsam angezogen zu haben, zu langsam gefahren zu sein etc. Diese Selbstvorwürfe bleiben ein Leben lang bestehen, wenn die Angehörigen die
Wahrheit nicht erfahren.

Mit dieser Notlüge besteht für den Überbringer der Nachricht sicherlich die Gefahr, Aggressionen auf sich zu ziehen. Wut gehört zu den

normalen Trauerreaktionen und ist oft Ausdruck von Hilflosigkeit und Entsetzen. In der Alternative zwischen einem möglichen Suizid und dem Erdulden von Aggressionen ist es vielleicht besser, letzteres auszuhalten. In den meisten Fällen legt sich die Wut nach einiger Zeit, und das Verständnis der Angehörigen dafür, daß wir diese Notlüge gewählt haben, überwiegt.

Die ersten Informationen

Wenn die Angehörigen voll Angst und Panik im Krankenhaus angekommen sind und endlich die richtige Station gefunden haben, wollen sie in der Regel keine langen und ausführlichen Erklärungen hören, sondern möglichst schnell den Verstorbenen sehen. Sie begegnen uns meist in großer Hektik und emotionalem Aufruhr. Als Ärzte müssen wir jetzt Ruhe bewahren, um uns nicht von der Hektik der Angehörigen anstecken zu lassen. Außerdem sollten wir Ruhe ausstrahlen, ohne dabei kalt und desinteressiert zu wirken, um für die Angehörigen einen ruhigen Pol darzustellen zu können.

Bei der Begrüßung der Angehörigen sollten wir darauf achten, uns mit Namen und unserer Funktion vorzustellen und uns vor allem zu vergewissern, daß wir mit den richtigen Angehörigen sprechen. Anderenfalls kann es zu folgenschweren Fehlern kommen. Mir ist beispielsweise ein Fall bekannt, bei dem einer Mutter nach der Blinddarmentfernung ihres Sohnes mitgeteilt wurde, er sei gerade gestorben. Man hatte aber nur den Namen verwechselt!

Nach der Begrüßung sollten wir den Angehörigen unbedingt erst einmal Stühle anbieten. Im Sitzen ist es durch die geringere Körperspannung für sie wesentlich leichter, ein wenig ruhiger zu werden. Das macht es auch für uns einfacher. Außerdem muß immer mit der Gefahr eines Kreislaufzusammenbruchs gerechnet werden.

Die Hiobsbotschaft

In jedem Fall bedarf es sehr viel Mutes und innerer Konzentration, um sich in diese Gesprächssituation zu begeben. Durch die Darstellung der Kommunikationsregeln wurde schon deutlich, wie aussagekräftig bereits der erste Moment ist. Allein der Blickkontakt kann sehr viel ausdrücken, und es ist sinnvoll, diesem Kontakt standzuhalten. Im allgemeinen werden uns die Angehörigen voller Angst fragend ansehen.

Ärztin:	„Herr Huber, ich weiß nicht, welche Informationen Sie bereits erhalten haben?"
Herr Huber:	„Mir ist nur gesagt worden, daß meine Frau einen Unfall hatte. Was ist denn passiert?"
Ärztin:	„Ihre Frau ist vor ca. 2 Stunden von einem Lastwagen überfahren worden."
Herr Huber:	„Und wie geht es ihr? Kann ich sie sehen?"
Ärztin:	„Herr Huber, ich muß Ihnen leider sagen, die Verletzungen Ihrer Frau waren sehr schwerwiegend. Wir haben alles Menschenmögliche getan, um Ihre Frau zu retten, aber es tut mir furchtbar leid, Ihre Frau ist tot."
Herr Huber:	„Kann man denn gar nichts mehr machen?"
Ärztin:	„Ich weiß, Herr Huber, es ist eine furchtbare Situation, ich würde Ihnen gerne etwas Besseres sagen, aber es gibt keine Rettung mehr."
Herr Huber:	Schweigt.
Ärztin:	„Wenn Sie möchten, kann ich Sie jetzt zu Ihrer Frau begleiten. Sie liegt auf der Intensivstation. Ich weiß nicht, ob Sie schon einmal auf einer Intensivstation waren."
Herr Huber:	Schüttelt nachdenklich den Kopf.
Ärztin:	„Ich muß Sie darauf vorbereiten, daß Sie immer noch viele Schläuche sehen werden, das Beatmungsgerät und auch noch andere Patienten, die mit Ihrer Frau auf der Station liegen."

In dieser kurzen Gesprächssequenz geht die Ärztin sehr behutsam, aber doch klar und ehrlich vor. Sie antwortet nur mit kurzen Sätzen, um dem Angehörigen die Möglichkeit zu geben, Fragen zu stellen, aber auch, um ihm portionsweise die Nachricht übermitteln zu können. Kurze Sätze sind außerdem leichter verständlich, was in dieser Belastungssituation äußerst wichtig ist. Sie beantwortet immer so viel, wie er im Moment aufnehmen kann, und vermeidet jegliche Fremdwörter. Im Moment gibt sie ihm noch keine genauen medizinischen Hinweise über die Todesursache, denn die meisten Angehörigen können zu diesem Zeitpunkt die Einzelheiten noch nicht aufnehmen. Wenn Herr Huber sich jedoch danach erkundigt, ist es wichtig, ihm soviel wie möglich zu erklären.

Da die Augen in der Regel unser wichtigster Informationskanal sind, suchen wir Sicherheit, indem wir uns ein Bild von etwas machen wollen. Deshalb möchten die meisten Angehörigen den Verstorbenen so schnell

wie möglich zu Gesicht bekommen. Sie wollen sich ein „Bild" von seinem Zustand machen. Erst dann können sie einen weiteren Kanal öffnen, nämlich ihr Gehör, und Fragen zum Geschehen stellen.

Obwohl die Angehörigen in diesem Moment meist nur eingeschränkt
fähig sind, verbale Information aufzunehmen, sollten wir sie auf dem
Weg zur Intensivstation darauf vorbereiten, welcher Anblick sie dort
erwartet. Auf die meisten wirkt diese Umgebung noch zusätzlich
erschreckend und einschüchternd, und die Vorbereitung darauf kann
das Entsetzen ein wenig mildern.

Herr Huber hofft natürlich, daß die Todesnachricht doch nicht endgültig ist. Die Ärztin spiegelt ihm in diesem Gespräch Verständnis für
seine Not, bleibt aber in ihrer Aussage klar. Die meisten Hinterbliebenen
suchen verzweifelt nach einem Hoffnungsschimmer und fragen immer
wieder nach. Wenn sie von den Ärzten nicht die erhoffte Antwort
bekommen haben, fragen sie das Pflegepersonal, in der verzweifelten
Hoffnung, irgend jemand könne ihnen eine positivere Antwort erteilen.

Auch wenn die Patienten noch nicht gestorben, aber schwerstverletzt
sind und die Prognose aussichtslos ist, sollte keine falsche Hoffnung
mehr gemacht werden:

> „Nach allem, was wir über seinen Zustand und über die medizinische
> Gesetzmäßigkeit wissen, müssen wir mit Sicherheit mit seinem bal-
> digen Tod rechnen."

Wenn man bedenkt, daß Trauernde sich wesentlich besser erholen,
wenn sie sich im Verlauf einer längeren Krankheit ihrer Angehörigen
auf deren Tod vorbereiten konnten, wird deutlich, wie sinnvoll es ist, den
von einem plötzlichen Todesfall Betroffenen wenigstens ein paar Stunden oder Tage zu gönnen, um sich auf den nahenden Verlust einzustellen. Wenn sich der Patient tatsächlich völlig unerwartet wieder erholen
sollte, ist die Erleichterung auf allen Seiten so groß, daß die Angehörigen
uns unsere urspüngliche negative Beurteilung der Prognose sicherlich
nicht übelnehmen werden. Außerdem war die Auseinandersetzung vermutlich für alle Beteiligten eine wichtige Erfahrung. Wenn wir jedoch
falsche Hoffnungen machen und beschönigende Erklärungen geben,
fühlen sich die Hinterbliebenen von uns betrogen und reagieren oft mit
heftigen Aggressionen.

Die Ärztin bleibt bei ihrer klaren Aussage und versichert dem Witwer,
daß sie alles Menschenmögliche getan hat. Diese Erklärung ist für

die Angehörigen eine große Beruhigung. Sie kann noch zusätzlich durch den Hinweis, man habe auch Spezialisten hinzugezogen, verstärkt werden. Damit verdeutlichen wir unsere Wertschätzung des Verstorbenen und unseren Einsatz für sein Leben. Diese Erklärung ist vor allem wichtig, wenn die Hinterbliebenen erst nach dem Ableben im Krankenhaus eintreffen. Je mehr wir den Angehörigen vermitteln können, daß sowohl wir als auch sie selbst alles getan haben, was zur Rettung des Lebens möglich war, desto besser können sie den Todesfall verarbeiten.

Viele Hinterbliebene fragen nach, ob der Verstorbene zum Schluß noch unter Schmerzen leiden mußte. Wenn wir nicht völlig sicher sein können, ob der Patient tatsächlich ohne Schmerzen verstorben ist, stehen wir vor einer schwierigen Entscheidung: Die Hinterbliebenen müssen mit unserer Antwort ein ganzes Leben lang weiterleben. Wenn wir ihnen mitteilen, daß die Verstorbenen noch gelitten haben, dann vergrößern wir damit die Last, die sie tragen, weil die Vorstellung vom qualvollen Tod eines Angehörigen erfahrungsgemäß besonders schwer auszuhalten ist. Wir müssen entscheiden, ob bei der Beantwortung dieser Frage Ehrlichkeit, die ja niemandem mehr nützt, tatsächlich notwendig ist.

Statt dessen könnten wir beispielsweise antworten:
- „Soweit ich es beurteilen kann, hatte sie keine Schmerzen mehr."
- „Wir haben ihm Schmerzmittel gegeben, damit er nicht mehr leiden muß."

Mit diesen Antworten können die meisten Angehörigen leben, ohne sich weiter zu quälen.

Die räumlichen Bedingungen

Der Tag, an dem ein naher Angehöriger verstirbt, bleibt unauslöschlich im Gedächtnis der Hinterbliebenen haften. Deren Situation und Bedürfnisse werden in den meisten Krankenhäusern nicht ausreichend berücksichtigt. Das medizinische Fachpersonal arbeitet natürlich ganz auf den Patienten und den Behandlungsablauf hin fokussiert: Angehörige sind nicht das Ziel der Arbeit. Manchmal werden sie sogar nur als unangenehme Begleiterscheinung empfunden. Sie haben keine Lobby. Sie sind oft nur über ein paar Stunden lang anwesend, und die wenigsten kommen wieder zurück, um Rückmeldung über die Behandlung und Betreuung zu geben, die sie selbst erfahren haben. So haben sie – im wahrsten Sinne des Wortes – im Krankenhaus keinen Platz. Die Angehörigen werden oft stehend im Gang aufgeklärt, ungeschützt vor den Augen vorbeiziehender Besucher und Patienten.

Idealerweise sollten die Hinterbliebenen in einem speziellen Raum, der optisch und akustisch ein wenig Privatheit bieten kann, über den Tod des Patienten aufgeklärt werden. Es sollte ein Ort sein, in dem sie ungestört ihren Gefühlen Ausdruck verleihen können, weinen oder schreien können, ohne von anderen neugierig betrachtet bzw. gestört zu werden. Außerdem brauchen sie oft einige Zeit, um sich wieder beruhigen zu können. Die Ungestörtheit in einem solchen Raum sollte also für eine längere Phase garantiert sein. Auf vielen Stationen gibt es zwar eigene Arztzimmer, in denen ungestörte Gespräche möglich sind, doch können wir die Hinterbliebenen dort nicht alleinlassen. Falls kein derartiger Raum zur Verfügung steht, kann man sich durch Notlösungen behelfen wie beispielsweise eine mit Grünpflanzen abgetrennte Ecke am Ende eines Flures.

Die Sitzordnung spielt ebenfalls eine wichtige Rolle. Eine Stuhlposition, die durch eine nahe Wand Rückendeckung bietet, wirkt beruhigend auf die Angehörigen. Dieses Schutzbedürfnis entspricht unseren nach wie vor vorhandenen Urinstinkten, denen wir auch im Alltag, etwa bei der Platzwahl in einem Restaurant, unbewußt nachgehen. Solange die freie Wahl besteht, suchen wir einen Stuhl an der Wand und fühlen uns dadurch sicherer.

Wir sollten nach Möglichkeit darauf achten, daß wir selbst nicht durch einen Schreibtisch, der wiederum Distanz schafft, von den Hinterbliebenen getrennt werden. Außerdem wirkt es sich günstig aus, wenn wir ihnen nicht direkt gegenübersitzen. Während auf der einen Seite Blickkontakt bei Gesprächen wichtig ist, wollen andererseits die Hinterbliebenen in ihrer schwierigen Situation nicht unbedingt dazu gezwungen werden, uns direkt in die Augen zu schauen. Deshalb empfiehlt sich eine Stuhlstellung, die es ihnen ermöglicht, ohne Peinlichkeit vor sich hinzustarren, aber auch Blickkontakt aufnehmen zu können, wenn sie dies wollen. Ein 90°-Winkel ist dafür ideal.

Abschiednehmen vom Verstorbenen

Nach einem Todesfall sollten die Angehörigen unbedingt die Möglichkeit bekommen, sich von den Verstorbenen zu verabschieden.

Obwohl natürlich nicht alle Hinterbliebenen die Toten sehen wollen, sollten wir es doch prinzipiell anbieten. Wir müssen ihnen die Gelegenheit geben, sich mit eigenen Augen zu vergewissern, daß es sich um ihren Angehörigen handelt, und sich ein letztes Bild von ihm zu verschaffen.

Wie wichtig dieses Abschiednehmen ist, zeigt das Beispiel einer ca. 55jährigen Frau.

Sie war seit 8 Jahren verwitwet und seit 2 Jahren wieder glücklich verheiratet. Auf die Frage nach dem Tod ihres ersten Mannes erzählte sie unter Tränen:

„Mein Mann hatte einen Herzinfarkt und kam sofort ins Krankenhaus. Am Abend sagten mir die Ärzte, ich solle nach Hause gehen, denn mein Mann wäre soweit stabil. Als ich am nächsten Morgen um 8 Uhr anrief, um mich nach ihm zu erkundigen, sagte man mir, meinem Mann gehe es gut. Ich kam ins Krankenhaus und erfuhr, daß er bereits um drei Uhr morgens verstorben und schon im Kühlhaus sei. Ich könne ihn nicht mehr sehen. Ich weiß, daß es für meinen toten Mann keinen Unterschied mehr gemacht hätte, aber für mein Seelenheil wäre es so wichtig gewesen, ihn noch einmal zu sehen."

Wenn die Hinterbliebenen den Angehörigen nicht mehr sehen können, bleibt häufig eine unglaubliche Leere zurück. Sie haben oft das Gefühl, daß etwas unaufgelöst ist. Der Mensch ist plötzlich weg, ohne daß es zu einem wirklichen Abschluß kam. Der Tod bleibt unwirklich, und in diesem Beispiel ist selbst nach einem Zeitraum von 8 Jahren die Trauer um den unglücklichen Abschied noch spürbar.

Manche Menschen sterben nach schrecklichen Unfällen, die sie manchmal bis zur Unkenntlichkeit entstellen. Unter Umständen existieren nur noch Teile des Gesichts oder die Körper sind völlig verbrannt. In vielen Fällen müssen sich die Angehörigen aus rechtlichen Gründen mit diesem Anblick konfrontieren, um die Identifikation vornehmen zu können.

Wenn die Konfrontation aber nicht zwingend notwendig ist, sind viele Ärzte unsicher, wie sie sich verhalten sollen. Soll man dies den Angehörigen zumuten? Auch in diesem Falle ist es empfehlenswert, bei einer Faustregel im Umgang mit Angehörigen zu bleiben: Es ist wichtig, den Angehörigen offen gegenüberzutreten, denn nur sie selbst können ihre Gefühle fühlen. Es ist prinzipiell sinnvoll, ihnen die Möglichkeit anzubieten, sie aber vorab auf den Anblick vorzubereiten und sie daraufhin noch einmal zu fragen, ob sie dies wirklich wollen. Wenn sie sich dann dazu entschließen, sollten sie auch die Gelegenheit dazu haben.

Ärztin:	„Frau Maier, wenn Sie möchten, können Sie Ihren Mann gerne noch sehen. Es ist Ihre Entscheidung. Ich muß Ihnen allerdings vorweg sagen, daß Ihr Mann sehr schwer verletzt ist. Sie werden Ihren Mann, so wie Sie ihn gekannt haben, nicht wiedererkennen. Ich bin völlig offen und möchte Ihnen die Entscheidung überlassen."
Angehörige:	„Was würden denn Sie an meiner Stelle tun?"
Ärztin:	„Es ist schwer, jemandem zu raten. Beide Entscheidungen können Vor- und Nachteile haben. Wenn Sie ihn noch einmal sehen wollen, um sich davon zu überzeugen, daß es sich um Ihren Mann handelt, dann sollten Sie zu ihm gehen. Wenn Sie Ihren Mann so in Erinnerung behalten wollen, wie Sie ihn kennen, sollten Sie ihn lieber nicht mehr sehen. Vielleicht können Sie überlegen, für welche Entscheidung Ihr Herz schlägt."

Dieser Dialog, der von der Ärztin in ruhiger und einfühlsamer Weise geführt wird, demonstriert deutlich ihre Offenheit. Sie geht einfühlsam auf die Witwe ein, drängt sie nicht zu der einen oder anderen Entscheidung, steht ihr aber dennoch dabei zur Seite. Die Witwe kann das Gefühl, angenommen zu sein, entwickeln und Verständnis und Rückhalt finden.

> „Die Ärztin kam auf mich zu und sagte mir gleich, daß mein Mann so schwer verletzt sei, daß ich ihn deshalb nicht mehr sehen sollte. Ich war so verdutzt, daß ich mich davon habe abhalten lassen. Ich fühlte mich von ihr völlig überrumpelt und wagte nicht, noch etwas zu sagen. Heute mache ich mir nun bittere Vorwürfe, daß ich zu feige war, etwas auszuhalten, was mein Mann in vielfacher Weise hat aushalten müssen."

Manche Hinterbliebene, die den Verstorbenen nicht mehr gesehen haben, bleiben sogar in der Vorstellung haften, daß es sich bei ihm gar nicht um ihren Angehörigen handle, daß eine Verwechslung stattgefunden habe. Sie entwickeln den Gedanken, daß er vielleicht doch noch zurückkommen könnte. Diese Vorstellung erschwert den Trauerprozeß erheblich, da diese Angehörigen sich nie richtig auf den endgültigen Abschied einlassen müssen. Sie bleiben in der regressiven Phase stecken. Dieses Phänomen kennt man seit langem von den Hinterbliebenen von Kriegsopfern, die nicht als gefallen, sondern als vermißt gemeldet wurden. Die Angehörigen bleiben mit der Ungewißheit zurück.

Nichts anbieten können

In der Begleitung von Hinterbliebenen ist es vor allem sehr schwierig, die eigene Hilflosigkeit auszuhalten, denn in einem Beruf, in dem man gewöhnt ist zuzupacken, zu machen, etwas zu bewirken, haben viele – gerade im Umgang mit Trauernden – Schwierigkeiten damit, nichts tun und nichts anbieten zu können.

Sicherlich können wir den größten Wunsch der Hinterbliebenen nicht erfüllen: Wir können die Verstorbenen nicht wieder lebendig machen. Und doch können wir unglaublich viel tun, indem wir den Angehörigen beistehen, sie begleiten, statt sie zu alleinzulassen in einer Zeit, in der sie auf extreme Art und Weise alleingelassen worden sind.

Nach der Übermittlung der Todesnachricht wollen natürlich nicht alle Trauernden, daß wir bei ihnen bleiben. Hinterbliebene, die Angst davor haben, allein mit dem Verstorbenen zu sein, wünschen unsere Gegenwart, andere wollen lieber allein in aller Ruhe Abschied nehmen. In dieser Situation fühlen wir uns meist sehr unbehaglich und unsicher: Wie sollen wir mit den Angehörigen umgehen? Was sollen wir sagen? Wie sollen wir uns verhalten?

Es ist schwierig zu beurteilen, was die Hinterbliebenen erwarten und was ihnen im Moment am meisten hilft. Aber wir können etwas tun, was wir manchmal in belastenden Situationen wie dieser vergessen, nämlich *fragen*: „Wollen Sie lieber allein sein, oder soll ich bei Ihnen bleiben?"

Nur durch diese Frage können wir wissen, was die Angehörigen sich wirklich wünschen. Denn meist reagieren wir so, wir wir meinen bzw. hoffen, daß die anderen es wollen. In Wirklichkeit wollen wir – und zwar so schnell wie möglich – dieser unangenehmen Situation entfliehen. Doch wir müssen uns immer wieder über die Bedeutung dieses Tages für die Hinterbliebenen im klaren sein und – soweit irgendwie möglich – ihren Bedürfnissen gerecht werden.

Sobald mehrere Familienangehörige oder Freunde gemeinsam kommen, ist unsere Anwesenheit im allgemeinen bald nicht mehr wichtig. Für Einzelpersonen sind wir jedoch meist eine unentbehrliche Stütze. Manche fühlen sich beim Anblick des Toten sehr unbehaglich oder haben Angst und sind deshalb dankbar, wenn noch jemand vom medizinischen Fachpersonal bei ihnen bleibt. Sie sehen die vielen Geräte und Schläuche und halten sich manchmal mehr an diesem Anblick fest, als daß sie den Toten betrachten. Oft steckt dahinter die Angst vor dem Verstorbenen, die Angst davor, sich mit der Realität auseinandersetzen zu müssen. Die Apparate haben für sie etwas Unwirkliches, das es ihnen noch für kurze Zeit erleichtert, den Todesfall zu verleugnen.

Manche bleiben auch in großer Entfernung stehen, als hätten sie Angst davor, dem Toten zu nahe zu kommen. Neben der Angst vor der Konfrontation mit ihm ist es auch häufig die irreale Angst, durch die Berührung irgendwelche Schläuche oder Nadeln zu verschieben und dem Toten damit etwas anzutun.

In jedem Fall brauchen die Angehörigen hier unsere Aufklärung und unsere Ermutigung, den Verstorbenen zu berühren und auch auf diese Weise von ihm Abschied zu nehmen. Wir können ihnen helfen, ihre Scheu zu überwinden und sie darauf aufmerksam machen, daß sie *begreifen* dürfen, was geschehen ist, um sich das Unfaßbare ein wenig faßbarer zu machen. Diese Berührungen können für das Abschiednehmen eine wichtige Funktion haben. Es hätte etwas Unnatürliches, wenn gerade bei diesem letzten Abschied Gesten, die zwischen dem Toten und den Hinterbliebenen zu Lebzeiten zu Begrüßung und Abschied gehört haben, unterbleiben würden.

Natürlich wollen viele lieber allein Abschied nehmen, um mit den Verstorbenen noch zu sprechen, ihnen noch etwas zu sagen, was ihnen noch am Herzen liegt, oder sie ohne Scham zu streicheln. Auch dazu brauchen viele unsere Bestätigung und unseren Zuspruch. Doch wir sollten nie vergessen, die Hinterbliebenen zu fragen, ob wir bei ihnen bleiben sollen oder nicht, statt sie einfach alleinzulassen.

Viele Hinterbliebene brauchen nun in unterschiedlicher Weise unsere Fürsorge. Wenn wir uns vor Augen führen, wie hilflos und einsam sie in dieser Situation oft sind, können wir ermessen, wie groß unsere Bedeutung für ihr Befinden nun ist. Wir können ihnen Tee oder Kaffee anbieten, Telefonate mit anderen Angehörigen für sie erledigen und vor allem mit offenen Ohren bei ihnen bleiben.

Bei meiner Untersuchung über die langfristige Auswirkung von Trauer konnten mir Hinterbliebene auch nach 28 Jahren noch genau sagen, daß die Krankenschwester ihnen Stühle brachte, daß die linke Augenbraue immer ein wenig zuckte und der Arzt selbst Tränen in den Augen hatte. Dieser Tag wird unauslöschlich im Gedächtnis bleiben. Dies sind Beispiele dafür, welch bedeutende Rolle wir dabei übernehmen, selbst wenn wir subjektiv das Gefühl haben, nichts zu tun. Wie sehr wir den Angehörigen helfen, indem wir bei ihnen bleiben und unsere eigene Hilflosigkeit aushalten, wird klar, wenn Angehörige auch nach fast 30 Jahren noch erzählen: „ ... und dann hat mir die Schwester ein Glas Wasser gebracht."

Oft fehlt im Krankenhausalltag die Zeit, um über eine längere Phase bei den Trauernden zu bleiben. Häufig nehmen wir sie uns aber auch nicht, weil die Situation uns Unbehagen verschafft. Aber vielleicht wird es ein wenig leichter, bei den Hinterbliebenen zu bleiben, wenn uns bewußt ist, wieviel wir dadurch tun, auch wenn wir anscheinend nichts tun. Selbst wenn wir sehr im Streß sind, können wir vielleicht einen Kollegen fragen, ob er bereit ist, sich um einige unserer Patienten zu kümmern, damit wir noch einige Momente bei den Angehörigen bleiben können.

Natürlich können wir nicht (oder zumindest nur in den seltensten Fällen) eine halbe Stunde bei den Trauernden bleiben, aber wenn uns klar ist, wie wichtig unsere Gegenwart jetzt ist, müssen doch in den meisten Fällen wenigstens 5 bis 10 Minuten möglich sein. Wenn schließlich der Moment gekommen ist, daß wir das Zimmer verlassen müssen, macht es einen großen Unterschied, ob wir uns nur kurz und abrupt verabschieden oder ob wir zu den Angehörigen sagen: „Es tut mir leid, ich muß eben nach ein paar Patienten schauen, ich komme in einer halben Stunde wieder zu Ihnen."

Wenn wir uns nicht angemessen verabschieden, entsteht bei vielen Angehörigen leicht der Verdacht, daß wir uns aus einer unangenehmen Situation stehlen wollen. So hingegen zeigen wir: „Ich nehme Sie ernst." Wir geben ihnen damit ein wenig Sicherheit: „Ich komme wieder." Man kann die Gefühle der Hinterbliebenen in dieser Situation mit Unsicherheiten aus der Kindheit vergleichen, wenn die Mutter weggegangen ist. Entsprechend wirkt es beruhigend, wenn wir versichern, daß wir wiederkommen.

Trotz aller Trauer, Angst und Unruhe haben die meisten Hinterbliebenen Verständnis, daß wir uns auch um andere Patienten kümmern müssen. Auf der bewußten Ebene verübelt uns dies in der Regel niemand.

Der Umgang mit Floskeln

In Situationen, in denen wir sprachlos sind, liegt es nahe, sich hinter Floskeln zu verstecken und damit aus der Affäre zu ziehen. In meiner 7jährigen Begleitung von Selbsthilfegruppen Trauernder gab es keinen einzigen Teilnehmer, der nicht durch Floskeln abgespeist worden ist. Während „Mein herzliches Beileid" für einige noch akzeptabel ist, sind so häufig gebrauchte Sätze wie „Kopf hoch, das wird schon wieder", „Kommt Zeit, kommt Rat" oder „Sie werden schon sehen, die Zeit heilt alle Wunden" für die Hinterbliebenen ein Ärgernis.

Wenn wir nun bedenken, daß viele Menschen über Jahre, sogar Jahrzehnte trauern, wird uns klar, daß wir natürlich vorab überhaupt nicht einschätzen können, ob die Zeit auch diese Wunden heilen wird. Hinzu kommt, daß die Trauernden dies in diesem Moment auch nicht wissen wollen. Sie haben auf der bewußten Ebene anfangs noch keinen Zugang zu Zukunftsgedanken. Außerdem wirken solche Äußerungen abwehrend und bagatellisierend.

Wir können die emotionalen Bedürfnisse der Hinterbliebenen anhand einer alltäglichen Situation, die wir vielleicht aus eigener Erfahrung kennen, besser verstehen: Wir haben heftige Zahnschmerzen, und jemand sagt uns: „Ach, denk dir nichts, nächste Woche ist das alles wieder vorbei!"

Wir wollen in solch einer Situation ernstgenommen werden, Mitgefühl spüren und hören: „Oh je, du Armer, tut es sehr weh?" Wir wollen im Moment ernstgenommen werden in unserem Schmerz. Das gleiche gilt für das Empfinden der Trauernden. Sie wollen ernstgenommen werden und keine Floskeln hören. Floskeln sind eine sehr wirksame Methode, um unserem Gegenüber zu zeigen, daß wir ihn nicht richtig wahrnehmen. Damit geben wir ihm auf der Beziehungsebene die Botschaft, daß wir ihn entwerten.

Floskeln zeigen auf der Selbstoffenbarungsebene meist nur das eigene Unvermögen, mit der Situation umzugehen. Dem können wir entgegenwirken, indem wir uns selbst nicht so stark unter Druck setzen. Deshalb ist es manchmal besser, einfach zu schweigen, wenn wir nicht die richtigen Worte finden. Unsere Mimik und unsere Gestik drücken sehr viel aus. Vielleicht können wir dadurch mehr an Einfühlungsvermögen mitteilen als durch Worte. Außerdem bietet sich uns die Möglichkeit, einfach zuzugeben, daß wir in diesen Situationen selbst sprachlos sind. Wir können beispielsweise sagen: „Wissen Sie, in so einer Situation weiß ich auch nie, was ich sagen soll." Dies ist wesentlich ehrlicher als: „Mein herzliches Beileid."

> **ZUSAMMENFASSUNG**
>
> - Auf Übermittlung per Telefon verzichten.
> - Vorbereitung auf den Anblick der Intensivstation.
> - Auf den Hauptinformationskanal der Angehörigen achten.
> - Keine falsche Hoffnung machen.
> - Sitzgelegenheiten anbieten und auf gleiche Augenhöhe achten.
> - Abschiednehmen ermöglichen.
> - Mit Floskeln vorsichtig umgehen.

6.1.1
Gespräche mit Einzelpersonen

Vor allem im Gespräch mit Einzelpersonen fühlen wir uns unter einem stärkeren Druck, wirkungsvolle Hilfe leisten zu sollen. Sie müssen die schreckliche Situation ohne jeglichen familiären Beistand aushalten. Außer uns gibt es niemanden, mit dem sie im Moment ihre Trauer teilen können. Wir stehen hier in einer größeren Verantwortung, sie zu stützen.

Da wir für Einzelpersonen einen anderen Stellenwert haben als für eine Gruppe von mehreren Personen und da die Wechselwirkung der Kommunikation hier nur zwischen 2 Personen stattfindet, haben wir mit unserer Kommunikationsweise im Positiven wie im Negativen ein wesentlich höheres Einflußpotential als sonst.

Vieles, was in unserer Kommunikation bedenkenswert ist, gilt hier im besonderen Maße, gerade so, als würde ein Vergrößerungsglas wirken und alle Regeln hervorheben. Unsere Haltung und unsere Körpersprache haben eine sehr große Bedeutung, da unser Gegenüber bei Einzelgesprächen nicht von anderen Gesprächsteilnehmern abgelenkt wird und deshalb ein viel stärkeres Augenmerk auf uns hat.

Damit befinden wir uns in einer schwierigen Situation: Wir müssen versuchen, abwertende und einschränkende Botschaften zu vermeiden, aber gleichzeitig sollten wir uns auch nicht unter Druck setzen. Vorab können wir schlecht abschätzen, wie ein Angehöriger reagieren wird. Aber wir können uns jede Situation erleichtern, wenn wir uns fragen, ob es uns im Moment tatsächlich besser geht, wenn der Hinterbliebene so reagiert, wie wir es wünschen. Mit dieser Offenheit können wir uns dem Hinterbliebenen – bildlich gesprochen – gegenüberstellen wie ein Judo-kämpfer, der seinen Partner erst einmal in Ruhe beobachtet, um die Stelle zu finden, wo er ansetzen kann. Auch sollten wir erst einmal wahrnehmen, auf welchem Informationskanal der Angehörige sich befindet, und aktiv zuhören, um ihn da abholen zu können, wo er ist. Wir sollten versuchen, das Bindeglied zu finden, um den „Kontaktzug" ins Rollen bringen zu können.

Reaktionslosigkeit

Obwohl manche Angehörige derart geringe Reaktionen zeigen, daß es für Außenstehende wirkt, als würden sie die Tragweite des Geschehens nicht verstehen und die Bedeutung nicht aufnehmen, so nehmen sie doch vieles auf, ohne im Moment eine adäquate Rückmeldung geben zu können. Diese Trancezustände werden häufig von denjenigen, die die Nachricht übermitteln müssen, als Ablehnung oder Teilnahmslosigkeit interpretiert, doch diese Reaktionen sind Ausdruck eines inneren Puffers, der die Verletzung noch nicht durchdringen läßt.

Eine ältere Frau erfährt gerade, daß ihr Mann an einem Herzinfarkt verstorben ist. Sie sitzt ruhig in ihrem Stuhl und sagt mit starrer Körperhaltung und abwesendem Blick:

„Ich verstehe nicht, wie das geschehen konnte. Er war doch immer so gesund. Dabei kommen morgen doch die Handwerker, um das Dach zu reparieren. Ich weiß gar nicht, was die eigentlich machen sollen."

Die Witwe zeigt zwar kurz ihr Unverständnis über das Geschehene, nimmt aber den Tod ihres Mannes scheinbar gelassen zur Kenntnis und beschäftigt sich schon mit ganz lebenspraktischen Dingen wie den Handwerkern, die das Dach reparieren sollen. Offensichtlich wendet sie sich schon jetzt ihrer Zukunft zu.

Reaktionen wie diese werden leicht fehlinterpretiert, nicht zuletzt deshalb, weil wir auch selbst dankbar sind, wenn jemand sich so ruhig und gefaßt verhält. Vielleicht amüsieren wir uns auch insgeheim, daß sie in dieser Situation über derart Unwichtiges – wie die Handwerker – nachdenkt, vielleicht sind wir auch darüber schockiert. Doch hier steckt die Gefahr, daß wir übersehen, wie sehr sie andererseits unsere Unterstützung braucht.

Für die meisten Menschen ist es ganz generell schwierig, sich auf neue Lebenssituationen einzustellen. Um so größer ist die Abwehr, wenn die

Situation plötzlich das ganze Leben umfaßt, wie durch den Tod eines nahen Angehörigen. In streßreichen Situationen neigen wir klassischerweise zu zwei verschiedenen Verhaltensweisen, nämlich entweder dem Kampf- oder dem Fluchtverhalten. Der Rückzug in eine Trance kann in diesem Sinne als Fluchtverhalten gewertet werden.

Bei einem Tranceverhalten besteht zudem die Gefahr, daß wir von Tatsachen reden, die die Witwe noch nicht wirklich aufgenommen hat. Vielleicht sprechen wir weiterhin vom Tod ihres Mannes und erklären ihr Details über den Hergang, aber sie reagiert nur abwesend. Viele Hinterbliebene berichten, daß sie das Gefühl hatten, wie unter einer Glasglocke zu sein. Irgend jemand spricht da draußen, aber es dringt nicht wirklich durch. Damit läßt sich auch das Phänomen erklären, daß wir Trauernden etwas erklären, und es dauert keine 2 Minuten, und dieselbe Frage wird wieder und wieder gestellt. Die Glasglocke dient als Puffer, um das Ereignis noch nicht in seiner gesamten Tragweite an sich heranlassen zu müssen.

Genau aus diesem Grund sollten wir uns umgekehrt hüten, Hinterbliebene, die sich in einer derartigen Trance befinden, zu bedrängen, ihren Schutz zu durchbrechen, und sie so lange aufzuklären, bis sie endgültig zeigen, daß sie die Realität des Todes aufgenommen haben. Ihr Schutzfilter wird sich in den nächsten Minuten oder Stunden von selbst auflösen, wenn sie soweit sind, und wir sollten ihnen diese Zeit gönnen.

Wenn wir aktiv zuhören und nach einem Bindeglied für unseren Kontaktzug suchen, und darauf achten, wo die oben beschriebene ältere Frau ist, erkennen wir, daß sie von den Handwerkern spricht. Es bietet sich also an, sie mit unserem nächsten Satz nach den Handwerkern zu fragen: „Wann kommen denn die Handwerker?", „Wissen Sie, um welche Firma es sich handelt?" etc.

Durch das inhaltliche Aufgreifen des letzten Satzes gehen wir sehr behutsam mit der Witwe um und können auf diese Weise ihr Vertrauen gewinnen. Mit dem Thema „Handwerker" können wir sie zunächst erreichen. Es ist für sie ungefährlich. Vermutlich wird sie im Laufe des Gesprächs selbst wieder auf den Tod ihres Mannes zurückkommen, wenn sie soweit ist, spätestens wenn es darum geht, nach Hause zu fahren. Bei dieser Gelegenheit sollten wir ihr dann die Frage stellen, ob sie noch einmal von ihrem Mann Abschied nehmen möchte.

Schuldgefühle

Zu den häufigsten Trauerreaktionen gehören Schuldgefühle. Wenn jemand stirbt, dringen meist all die vielen unterlassenen Handlungen oder Aussagen ins Bewußtsein mit dem Gedanken: „Hätte ich doch … ". Schlagartig stehen alle Versäumnisse der letzten Jahre im Raum.
Manchmal entstehen die Schuldgefühle auch spontan durch einen aktuellen Vorfall:

Angehörige:	„Ich bin an allem schuld. Ich hätte noch mit ihm reden sollen, dann wäre nichts passiert."

Mit dieser Aussage der Hinterbliebenen haben wir zunächst als einzige Information, daß sich die Frau an dem Tod ihres Mannes schuldig fühlt. Trotzdem assoziieren wir bereits eine Geschichte. Wir komplettieren zwei Sätze zu einem Ganzen. Diese Fähigkeit, von der Figur auf den Grund zu schließen, hat eine wichtige Funktion. Sie schützte die Menschheit vorm Aussterben, denn wir konnten durch den Anblick eines erlegten, noch warmen Tieres und umgebender Bärentatzen sofort schließen, daß der Bär sich noch in der Nähe befindet, und damit die Flucht ergreifen oder uns entsprechend schützen. So wichtig diese Fähigkeit war und ist, so anfällig ist sie auch für Fehlinterpretationen.
Aus diesem Grunde sollten wir hier das natürlich Nächstliegende tun, nämlich nachfragen. Wir wissen, daß sich die Frau Schuldgefühle macht. Da wir aber den Zusammenhang nicht nachvollziehen können, sollten wir aktiv zuhören, indem wir folgende Rückmeldung geben …

Arzt:	„Sie sagen, Sie sind an allem schuld. Was ist denn geschehen?"

Im allgemeinen sollten wir sehr vorsichtig mit dem Wort „Schuld" umgehen, um unser Gegenüber nicht erst auf die Idee zu bringen, an etwas schuld zu sein (sofern sie ihren Mann nicht willentlich in die Kreuzung geschubst hat!).
Schuldgefühle können sehr hartnäckige sein, und man kann vor allem bei irrationalen Fällen jemanden schwer vom Gegenteil überzeugen. In diesem Fall spricht die Frau jedoch selbst davon, daß sie schuld sei, und deshalb empfiehlt es sich auch, dieses Wort aufzugreifen.

> Angehörige: „Wir haben uns heute morgen beim Frühstück furcht-
> bar gestritten. Es war eigentlich nur eine Kleinigkeit.
> Aber ich habe ihn dann mit dieser Wut gehen lassen.
> Wenn ich noch mit ihm geredet hätte, wäre der Unfall
> bestimmt nicht passiert.“

Die Frau verknüpft den morgendlichen Streit mit dem Unfall ihres Mannes und gibt sich damit die Schuld daran. Es ist kaum möglich, jemandem seine Schuldgefühle auszureden, es sei denn, wir können aufgrund
unseres medizinischen Wissens den Hinterbliebenen genau die richtige
Verhaltensweise nach einem Herzinfarkt oder dergleichen attestieren.
Anderenfalls werden wir immer Abwehr erfahren. Wir können die
Angehörigen schwer vom Gegenteil überzeugen, und Beschwichtigungen werden eher als ein Zeichen dafür gewertet, daß wir sie in ihrem
Kummer nicht ernst nehmen.

Eine gute Möglichkeit, sie ernst zu nehmen und trotzdem eine beruhigende Mitteilung zu übermitteln, ist die Technik der verdeckten Botschaften. Wir können uns sozusagen auf eine Art Nebengleis begeben
und von einer anderen Person sprechen.

> Arzt: „Mmh – meine Frau und ich, wir streiten auch öfter
> mal am Frühstückstisch.“

Gegen diese Aussage über uns selbst kann die Witwe nichts einwenden,
denn wir sprechen von uns. Wir erzeugen damit keine Abwehr. Aber in
unserer Aussage ist eine verdeckte Botschaft, denn wir drücken mit diesem kurzen Satz aus, daß wir es für normal halten, daß man am Morgen
ab und an miteinander streitet. Auch anderen Menschen passiert dies.
Würden wir hingegen sagen: „Es ist doch normal, daß man sich beim
Frühstücken mal streitet“, käme sofort eine Gegenreaktion wie z. B.:
„Aber wir streiten nie!“ oder ähnliches. Dadurch, daß wir von uns sprechen, vermeiden wir diese Reaktion, und unsere eingebettete Botschaft
kann ohne Widerspruch wirken.

Damit sind natürlich die Schuldgefühle noch nicht aufgelöst, aber wir
können durch diese Nebengleise die gedanklichen Verknüpfungen, die
die Schuldgefühle ausgelöst haben, ein erstes Mal lockern. Ob sie sich im
Laufe der Zeit gänzlich auflösen können oder ob dazu eine Therapie
notwendig ist, hängt davon ab, welche weiteren psychischen Faktoren
diese Gefühle stabilisieren.

Körperliche Reaktion

Manche Hinterbliebene sind nach der Übermittlung der Todesnachricht absolut sprachlos. Nur ihr Körper reagiert aufs heftigste durch Zittern, Hyperventilieren oder Schluchzen. Sie sitzen in gebeugter Haltung da, starren auf den Boden und schütteln vielleicht den Kopf.

Diese Reaktionsweise signalisiert, daß der visuelle wie der akustische Informationskanal im Augenblick nicht zugänglich sind. Der Hinterbliebene befindet sich auf einem anderen Kanal, nämlich dem kinästhetischen. Wenn wir ihn nun da abholen wollen, wo er ist, ist es sinnvoll, diesen Kanal im wahrsten Sinne des Wortes zu berühren. Wir könnten dem Angehörigen beispielsweise kurz unsere Hand auf den Oberarm legen oder ihn an der Schulter berühren und ihm damit signalisieren, daß wir für ihn da sind, daß wir ihn verstehen. Oberarm oder Schulter sind völlig neutrale Körperstellen, an denen wir einen Hinterbliebenen bedenkenlos berühren können. Falls ihm dies aus irgendwelchen Gründen unangenehm sein sollte, wird er es uns sicherlich sofort zeigen, beispielsweise durch ein leichtes Zusammenzucken.

Da es sich hier nicht um einen Patienten handelt, den wir durch unseren Beruf an allen Körperstellen berühren müssen, sollten wir vorsichtig sein, um nicht zu sehr in seinen Intimbereich einzudringen. Zum Beispiel wäre die Berührung eines zitterndes Knies bereits zu intim für eine beruhigende Geste. Unsere Berührung ist jedoch nur dann möglich, wenn dies auch für uns selbst in Ordnung ist. Anderenfalls würde sich unser Unbehagen in der Art und Weise, wie wir einen anderen Menschen berühren, automatisch ausdrücken.

Wir sollten im Zusammensein mit Angehörigen auch darauf achten, auf der gleichen Augenhöhe wie sie zu sein, d. h. alle Beteiligten sollten sitzen oder stehen, da sonst das Machtgefälle noch mehr betont würde. Es empfiehlt sich, den Angehörigen so schnell wie möglich einen Platz anzubieten, und falls sie nicht darauf reagieren, sich selbst zu setzen. Wir kommen den Angehörigen, wenn wir sie tröstlich berühren wollen, im Stehen unwillkürlich näher als im Sitzen und schaffen eine körperliche Nähe, die der Situation nicht adäquat ist. Hinterbliebene, die wir durch eine lange Krankheit des Patienten schon lange kennen, können wir durchaus umarmen, aber bei fremden Menschen sollten wir mit allzu großer Nähe vorsichtig sein.

Durch eine kurze Berührung an einer neutralen Körperstelle vermitteln wir den Hinterbliebenen, daß wir sie ernst nehmen, und drücken mindestens ebensoviel aus, als wenn wir im Moment etwas sagen würden. Es reicht oft, einfach dabeizubleiben. Alle unsere nonverbalen Informationen spielen eine wichtige Rolle. Wir können sehr viel bewirken, indem wir unsere eigene Hilflosigkeit aushalten und bei den Angehörigen bleiben.

Auch hier ist es wieder – wie bei den Gesprächen mit Schwerkranken – wichtig, sich Zeit zu lassen. Es ist nicht nötig, sofort zu sprechen. Schweigen kann sehr entlastend sein.

> „Gleich als mein Mann gestorben war, kam meine beste Freundin zu mir. Sie nahm mich erst einmal in den Arm, schaute mich dann fragend an und sagte: ‚Soll ich mit dir reden oder mit dir schweigen?' Wir saßen dann beide lange Zeit schweigend bei mir im Wohnzimmer. Das hat so gut getan."

Natürlich kommt irgendwann der Zeitpunkt, an dem wir ein Gespräch beginnen sollten. Wie auch immer unsere Wortwahl bei den Gesprächen ist, wir sollten uns auf alle Fälle unserer Stimmlage und unserer Körperhaltung bewußt sein. In unserer Stimme sollte ein gewisses Einfühlungsvermögen und in unserer Körperhaltung Zuwendung zu spüren sein. Auch wenn die Angehörigen sich meist sehr schnell abwenden, mit den Augen einen anderen Fluchtpunkt suchen, ist es für uns wichtig, die Angehörigen „nicht aus den Augen zu lassen", allerdings ohne sie anzustarren.

Wir können uns bei derartigen Gesprächen auch innerlich viel Zeit lassen. Wir müssen nicht einen Satz an den anderen reihen. Es kann auch für uns sehr entlastend sein, wenn wir nach den Sätzen immer wieder Pausen einfügen. Diese Pausen geben den Hinterbliebenen die Möglichkeit, das Gesagte aufzunehmen und nachzudenken, und uns die Gelegenheit, in aller Ruhe zu überlegen, was die Angehörigen sagen und wie wir das Gespräch weiter fortsetzen könnten.

> Ein guter Gesprächsbeginn ist das Spiegeln von Gefühlen:
> - Es ist schwer mitzuerleben, wenn jemand stirbt."
> - „Ich weiß, man fühlt sich plötzlich völlig entwurzelt."
> - „Wenn jemand stirbt, hat man fast das Gefühl, als wäre man amputiert worden."
> - „Es ist unfaßbar, daß jemand einfach nicht mehr dasein soll."

Beim Spiegeln von Gefühlen müssen wir jedoch darauf achten, daß wir die richtigen Gefühle mit der richtigen Intensität ansprechen. Anderenfalls würden sich die Hinterbliebenen von uns nicht verstanden fühlen.

Wenn wir selbst verunsichert sind, ist es sinnvoller, konkrete Fragen zu stellen, als irgend etwas zu sagen, womit wir unser Gegenüber nur kränken könnten. Solange Fragen ruhig und sachlich gestellt werden, d. h. ohne auf die persönliche Ebene zu gehen, werden wir die Hinterbliebenen nicht verletzen.

Beispiele für derartige Fragen wären:
- „Gibt es noch weitere Geschwister?"
- „Kann ich Ihnen etwas zu trinken bringen?"
- „Haben Sie Kinder?"
- „Möchten Sie, daß ich jemanden für Sie anrufe?"

Gerade in Situationen, in denen wir nicht wissen, wie wir Kontakt bekommen können, bilden Fragen hilfreiche Brücken, um die Aufmerksamkeit der Angehörigen zu erlangen. Wir schenken ihnen durch unser Interesse ein wenig Anerkennung und verbessern die Beziehungsebene zu ihnen wesentlich. Oft sind Fragen auch gut, um die Angehörigen wieder zu stimulieren, über sich selbst nachzudenken. Auf diese Art und Weise können sie wieder sanft in die Gegenwart geholt werden.

In manchen Situationen stellen wir jedoch eine Frage nach der anderen, und wir bekommen als Antwort einmal ein „Ja", ein andermal ein „Nein", aber unser Gespräch kommt nicht in Fluß. Wenn wir durch die Sprachlosigkeit des Hinterbliebenen keine Inhalte haben, an die wir anknüpfen können, bieten W-Fragen eine gute Möglichkeit, ins Gespräch zu kommen.

W-Fragen sind Fragen, die mit „W" beginnen:
- „Wie lange waren Sie denn mit Ihrer Frau verheiratet?"
- „Was kann ich Ihnen zu trinken bringen?"
- „Wo sind Ihre Kinder jetzt?"

Auf W-Fragen kann man nicht mit Ja oder Nein antworten. Wir bekommen immer eine inhaltliche Aussage, an die wir anknüpfen können. Natürlich gibt es auch Hinterbliebene, die einfach nur schweigen wollen. Denen können wir dann immer noch anbieten, daß sie jederzeit auf uns zukommen können, wenn sie irgendwelche Fragen haben.

Laute Reaktion

Manche sind in ihrer Verzweiflung in sich gekehrt, andere reagieren hyperexpressiv, weinen und schreien. Diese Reaktionsform ist in unserem Kulturkreis am wenigsten sozial akzeptiert, und sie berührt auch uns meist am unangenehmsten. Zum einen reagieren wir oft generell empfindlich auf laute Geräusche, zum anderen macht uns eine heftige Trauerreaktion besonders hilflos, weil uns häufig die Mittel für eine adäquate Reaktion fehlen.

Außerdem empfinden wir, wenn wir tobende Menschen beobachten, manchmal auch Scham. Die Reaktion beschämt uns selbst, da wir uns für den Hinterbliebenen verantwortlich fühlen und uns damit unwillkürlich mit ihm identifizieren. Außerdem erregt diese Reaktion vielleicht zusätzlich die Aufmerksamkeit anderer. Kollegen, Patienten und Besucher verfolgen interessiert die Situation. Nicht nur der schreiende Hinterbliebene wird beachtet, auch wir selbst werden genau beobachtet, wie wir wohl reagieren. Wir fühlen uns noch einmal zusätzlich unter Druck. Dieser Druck bewirkt wiederum einen mehr oder weniger bewußten Ärger auf den Hinterbliebenen. Durch seine Reaktion kommen wir in eine unangenehme Lage.

Vermutlich ist es am sinnvollsten, uns eine innere Distanz zu gönnen, die die Frage erlaubt, ob der Angehörige wirklich uns zuliebe in einer anderen Weise reagieren muß. Können wir wirklich erwarten, daß er sich ganz ruhig verhält, damit es uns besser geht? Allein durch diese Fragestellung können wir bereits einen Teil unseres Drucks abbauen, da uns diese Frage ermöglicht, innerlich einen Schritt zur Seite zu gehen und uns gleichsam von außen zu betrachten. Unser neuer Blickwinkel auf uns selbst bewirkt meist auch eine andere Sichtweise auf den Hinterbliebenen. Die Identifikation kann sich lösen, und wir können ihn mit seiner Reaktionsform akzeptieren.

Mit der daraus resultierenden inneren Ruhe können wir dem Hinterbliebenen zur Seite stehen und ihm mit dem nötigen Respekt begegnen. In jedem Fall ist es wichtig, Hinterbliebene mit unbeherrschten Ausbrüchen nicht alleinzulassen. Wir sollten diese Situationen aushalten, ohne zu werten, und evtl. schützend eingreifen. Schließlich weiß auch niemand, wie er selbst reagieren würde, wenn er nicht schon einmal in einer derartigen Situation war.

ZUSAMMENFASSUNG

- Das individuelle Tempo der Trauernden beachten.
- Schuldgefühle ernst nehmen.
- Verdeckte Botschaften verwenden.
- Auf den Informationskanal der Angehörigen achten.
- W-Fragen stellen.
- Den jeweiligen Reaktionsformen mit Respekt begegnen.

6.1.2
Gespräche mit Eltern

Der Tod von Kindern löst im allgemeinen in uns die größte Betroffenheit aus. Deshalb gehört es zu den härtesten Aufgaben, Eltern die Nachricht vom Tode ihres Kindes übermitteln zu müssen. Mit unserer eigenen Betroffenheit gehen wir auf sie zu und sind uns dessen bewußt, wie sehr wir sie mit unserer Nachricht entwurzeln. Auch wenn viele Eltern sich ständig Sorgen machen, daß ihren Kindern etwas passieren könnte, sind sie doch nie darauf vorbereitet, wenn wirklich ein Unfall geschieht oder Kinder schwer krank werden und schließlich sterben.

Seit der Erleichterung der Familienplanung durch die orale Kontrazeption hat sich die Bedeutung der Elternschaft verändert. In einer Familie mit einem Einzelkind oder mit wenigen Kindern hat der Tod eines Kindes eine noch viel größere Bedeutung als in anderen Familienkonstellationen.

Die Unmöglichkeit zu trösten

Eine Totgeburt ist für die Eltern ganz besonders schwer zu verarbeiten, da den Wünschen und Vorstellungen, die sie um das Kind entwickelt haben, keine tatsächliche Begegnung gefolgt ist. Es bleibt ein Gefühl der Leere, denn dieses Kind ist nie zu einem richtigen Kind geworden, es ist nie zu einer richtigen Geburt gekommen. Alles ist plötzlich weg. Die Trauer kann sich nicht richtig auflösen. Am Alltag hat sich nichts verändert. Es ist, als wäre nie etwas gewesen.

Ähnlich ergeht es Eltern, deren Kinder gleich nach der Geburt sterben. Doch haben sie zumindest die Möglichkeit, das Kind einmal zu sehen. Je mehr sie ihr Kind mit ihren verschiedenen Sinnesorganen wahrnehmen können, desto besser ist im Anschluß die Verarbeitung.

Deshalb sollte ihnen unbedingt angeboten werden, das tote Kind nicht nur zu sehen, sondern es auch in die Arme zu nehmen, es zu streicheln und zu küssen. Auch wenn derartige Situationen für alle Beteiligten sehr schmerzlich sind, für die Trauerverarbeitung der Eltern ist diese Erfahrung eine große Hilfe, um ihre innere Leere zumindest mit einer Erinnerung an das Gefühl, ihr Kind gespürt zu haben, zu füllen.

Manche Eltern stehen so stark unter Schock, daß sie den Anblick verweigern und sich gleich abwenden. Erst später ist es ihnen möglich, sich mit dem toten Kind zu konfrontieren.

Deshalb ist es sinnvoll, von totgeborenen oder kurz nach der Geburt gestorbenen Kindern Fotos zu machen. Selbst wenn die Eltern es im Moment nicht sehen wollen, die meisten kommen wenig später auf uns zu und fragen nach. Sie brauchen – wie viele Trauernde – erst einmal Zeit, um das Geschehene zu verdauen. Alle Vorbereitungen und Pläne sind gegenstandslos geworden. Sie denken nach einer Totgeburt vielleicht an das Kinderzimmer, das nun von diesem Kind nie bewohnt werden wird. Alle Spielsachen und alle Strampelanzüge sind überflüssig geworden. Oft kommen die Eltern erst dann auf uns zu und fragen nach Fotos, wenn sie sich mit all diesen Dingen konfrontiert haben.

Ähnliches gilt für ältere Kinder, mit denen die Eltern bereits viel an gemeinsamer Geschichte verbindet. Mit den Kindern stirbt ein Teil ihrer selbst. Eltern sehen sich in ihren Kindern, hören ihr eigenes Lachen und erkennen viele Verhaltensweisen wieder. Unwillkürlich vergleichen sie die Kindheit ihrer Kinder mit ihrer eigenen. Mehr oder weniger unbewußt bekommen Kinder Aufträge, genauso zu sein wie man selbst, oder Ziele zu erreichen, die man selbst nicht erreichen konnte. So werden mit dem Tod des Kindes sowohl unbewußte als auch konkrete Zukunftspläne plötzlich zunichte gemacht.

Eltern können in einer derartigen Situation nicht wirklich getröstet werden. Wir müssen sie ernst nehmen in ihrer Verzweiflung, und vor allem sollten wir uns hüten, sie zu beruhigen mit dem Hinweis auf mögliche weitere Kinder. In diesem Moment ist ein Gedanke an andere Kinder völlig unmöglich. Die Zukunft existiert für sie im Augenblick nicht. Es spielt keine Rolle, was irgendwann sein könnte. Es geht um den aktuellen Schmerz. In unseren Gesprächen sollten wir darauf eingehen und den Eltern unser Verständnis signalisieren. Mehr können wir in so einem Moment nicht tun.

Tod durch Suizid

Laut Angaben des Statistischen Bundesamtes haben 1997 ca. 800 junge Menschen bis zum Alter von 25 Jahren Suizid begangen. Da hinter vielen Unfällen von Kindern und Jugendlichen Suizide vermutet werden können, liegt die Zahl sicherlich wesentlich höher. Man spricht von Suiziden bereits ab dem 3. Lebensjahr. Während Kinder „sich sterben lassen", beispielsweise durch das Trinken von giftigen Putzmitteln, beenden Jugendliche ihr Leben bereits wesentlich geplanter. Sie nehmen durch ihr Verhalten den Tod in Kauf – durch S-Bahn-Surfen, durch Mutproben jeglicher Art – oder suizidieren sich bewußt. Während bei Suizidversuchen das Verhältnis von Mädchen zu Jungen bei 4:1 liegt, ist das Verhältnis bei vollzogenem Suizid genau umgekehrt. Im Jahr 1997 nahmen sich 628 Jungen und 150 Mädchen das Leben.

Der Suizid eines Kindes oder Jugendlichen gehört wohl zu den schmerzlichsten Erfahrungen, die Eltern machen. Die meisten stehen fassungslos am Totenbett und können sich nicht erklären, wie dies möglich war. Daß ihr Kind sich das Leben nehmen könnte, war außerhalb ihres Vorstellungsvermögens.

Obwohl Eltern in dieser Situation sich gegenseitig intensiv unterstützen müßten, reagieren sie oft mit Rückzug und Vereinzelung. Viele sind völlig erstarrt und wortlos, andere begegnen einander mit Vorwurfshaltungen und Schuldzuweisungen. Nachträglich wird so vieles bewußt. Plötzlich werden die vielen Alarmzeichen des Kindes als solche erkennbar.

Neben dem großen Schmerz ist nun anscheinend für alle deutlich sichtbar, wie sehr sie als Eltern versagt haben. Sie fühlen sich meist voller Scham und von allen beobachtet. In dieser Situation brauchen sie unsere Unterstützung und unser Mitgefühl besonders, und am sinnvollsten begegnen wir ihnen durch das Spiegeln ihrer Gefühle:

Arzt:	„Ich weiß, es ist sehr schwer für Sie. Wenn ein Kind sich das Leben nimmt, sind wir alle fassungslos."

Die Eltern müssen spüren, daß wir in diesem Moment nur sie als trauernde und verzweifelte Menschen sehen und nicht als Eltern, die etwas falsch gemacht haben. Selbst wenn es so sein sollte: Es steht uns nicht zu, ihnen Vorwürfe zu machen. Wir müssen uns vor vorschnellen Bewertungen hüten, die letzten Endes unser eigenes Entsetzen bei einem Suizid von Kindern ausdrücken.

Die eigenen Gefühle

Beim Tod eines Kindes können uns als Ärzten oder Pflegepersonal die eigenen Gefühle besonders zu schaffen machen, sowohl durch ihre besondere Stärke als auch durch einige Besonderheiten. Da kommen einerseits Gedanken, daß dieses Kind kaum eine Chance hatte zu leben (während wir erwachsen werden durften). Vielleicht hadern wir mit der Ungerechtigkeit dieser Welt. Auf anderen Stationen liegen Menschen, die über 100 Jahre alt sind, und hier stirbt ein kleines Kind bereits im Alter von 5 Jahren. Manchmal fühlen wir auch Trauer darüber, daß wir nicht mehr helfen konnten. Unser ganzes Wissen und alle Apparate konnten nichts bewirken, dieses kleine Menschenleben zu retten. Oft bleibt ein Gefühl von Unzulänglichkeit zurück, auch wenn wir uns andererseits auf der kognitiven Ebene sehr wohl klarmachen können, daß es nicht unsere Schuld ist und daß wir alles getan haben, um das Kind zu retten. Diese Gedanken reichen manchmal nicht aus, um unser Gefühl zu beruhigen.

Vor allem wenn wir selbst Kinder haben, ziehen wir schnell Parallelen zu uns. Was täten wir, wenn dies unser Kind wäre? Wie erginge es uns? Diese Fragen tauchen in Sekundenschnelle auf, und oft verdrängen wir sie genauso schnell, um die Situation noch weiter aushalten zu können.

Wir haben Sorge, mit dieser Angst im Hintergrund nicht auf die Eltern zutreten zu können, ohne selbst von Tränen übermannt zu werden. Doch auch hier wird die Bedeutung der Kongruenz wieder deutlich. Die Eltern brauchen unsere Wärme, und diese können wir nur geben, wenn wir auch unsere Gefühle zulassen. Dies bedeutet nicht, hemmungslos zu schluchzen, sondern offen für uns selbst zu sein. Und wenn wir dann tatsächlich Tränen in den Augen haben, ist dies wesentlich besser, als Kälte und Distanziertheit.

Der kollegiale Zusammenhalt

Vor allem hier ist der kollegiale Zusammenhalt extrem wichtig, denn Kinder sterben zu sehen, gehört mit zu den härtesten emotionalen Belastungsproben. Die eigenen Ängste drohen manchmal übermächtig zu werden, und gerade dadurch reagieren viele mit übergroßer innerer Abschottung.

„Als ich gerade zwei Wochen mit meiner Ausbildung fertig war, starb in meinen Armen ein 3jähriges Mädchen. Es war so furchtbar. Mir liefen sofort die Tränen runter. Und während ich noch so dastand, das tote Kind in meinem Arm, ich weinend, hörte ich hinter mir eine Kollegin, die sagte: ‚Mein Gott, aus der wird nie eine richtige Schwester!‘ Ich war einfach fassungslos. Ich habe mir zwar daraufhin vorgenommen, nie wieder zu weinen, aber das klappt sowieso nicht bei mir.“

Bei manch anderen „klappt“ es, sie vergießen nie wieder eine Träne in ihrer beruflichen Situation, allerdings um den Preis, auch alle weiteren Gefühle im Zaum halten zu müssen und immer distanzierter und distanzierter zu werden. Dies soll nicht heißen, daß man unbedingt weinen muß. Aber viele haben so große Ängste davor, daß sie nach jahrelanger Übung wirklich innerlich abgeschottet sind von ihren eigenen Gefühlen und sich damit jedoch auch nicht wohl fühlen.

Dieser Zustand ist nicht nur für die eigene Gesundheit auf die Dauer wenig zuträglich, denn häufig entstehen dadurch massive Streßerscheinungen und daraus resultierend psychosomatische Erkrankungen. Auch für den Kontakt zu den Angehörigen ist es hinderlich, wenn sich unsere Verhärtung immer stärker ausbreitet. Die meisten Eltern werden durch diese Form von innerer Kälte durch das medizinische Fachpersonal noch zusätzlich leiden, in ihrem Kummer aber häufig nicht die Kraft haben, dies nach außen deutlich zu machen.

Doch gerade weil der Tod eines Kindes eine derart hohe emotionale Belastung für alle Beteiligten bedeutet, ist natürlich einerseits aufgrund der eigenen Betroffenheit eine gegenseitige Unterstützung im Kollegium um so schwerer zu geben, andererseits aber um so wichtiger anzubieten.

Zusammenfassung

- Bei Totgeburten Fotos vom verstorbenen Kind machen.
- Den Eltern das tote Kind in den Arm geben.
- Den immensen Schmerz aushalten.
- Die Scham nach einem Suizid bedenken.
- Eigene Gefühle zulassen.
- Einander kollegial unterstützen.

6.1.3
Gespräche mit Kindern

Die Gespräche mit Kindern müssen entsprechend ihrem Alter differenziert geführt werden, da der Todesbegriff eines Kleinkindes nicht mit dem eines Jugendlichen verglichen werden kann. Wir müssen unsere Sprache der Altersstufe und dem Auffassungsvermögen des Kindes anpassen.

Der Todesbegriff

Im ersten Lebensjahr ist der Unterschied zwischen einem Stoffhasen, den wir manuell in Bewegung bringen, und einem echten Hasen noch nicht zu erfassen. Bis zum Alter von ca. 3 Jahren können Kinder zwar Leblosigkeit erkennen, aber sie haben noch kein Verständnis von Tod. Erst im Alter von 4 Jahren beginnen Kinder das Wort „Tod" zu benutzen, jedoch ohne den realen Hintergrund wirklich zu verstehen. „Tot-Sein" wird mit „Weg-Sein" gleichgesetzt, und was „weg" ist, kann auch jederzeit wiederkommen.

> Ich wurde zur Beratung von Hinterbliebenen eingeschaltet, nachdem eine Mutter von zwei kleinen Kindern im Alter von 2 und 4 Jahren von ihrem Mann ermordet worden war. Beiden Kindern wurde gleichzeitig erklärt, daß die Mama gestorben und nun im Himmel sei. Das kleinere Mädchen hörte interessiert zu und ging wieder zum Spielen, während die 4jährige zu weinen begann und sich an ihre Tante kuschelte. Immer wieder fragte sie, ob die Mutter sie jetzt sehen könne, und winkte zum Himmel. Sie weinte lange leise vor sich hin. Eine halbe Stunde später erkundigte sie sich plötzlich, ob die Mama jetzt eine neue Wohnung für sie suchen würde.
>
> Das Mädchen konnte – im Gegensatz zu ihrer kleineren Schwester – durchaus verstehen, daß etwas Schreckliches passiert war, aber auch sie konnte noch nicht verstehen, daß es sich um etwas Endgültiges handelte.

Bereits 5jährige beschäftigen sich mehr und zunehmend realistischer und genauer mit diesem Thema. Sie ordnen dem Begriff „Tod" Aspekte wie Regungslosigkeit und Starre und allmählich auch Endgültigkeit zu.

Ab dem 6. Lebensjahr entstehen ein klareres Bewußtsein und stärkeres Interesse. Die Kinder fragen nach Todesursachen und setzen sich mit der Angst auseinander, die Eltern könnten sterben.

Mit 8 Jahren kommen die ersten Fragen, was nach dem Tod sein wird. Die Kinder verstehen allmählich, daß der Tod unvermeidlich ist, daß ihre Haustiere sterben müssen und daß auch sie einmal betroffen sein werden.

Ab dem 10. Lebensjahr haben die Kinder bereits ein klares Verständnis für die biologischen Prozesse und deren Endgültigkeit entwickelt. Die Angst vor dem eigenen Tod ist relativ gering. Sie sprechen eher sachlich und realistisch über das Thema.

Ab dem 12. Lebensjahr bekommt der Tod einen neuen Stellenwert. Vor allem pubertierende Jugendliche entwickeln ein theoretisches und philosophisches Interesse an diesem Thema. Fragen nach dem Sinn werden gestellt, und die Frage, ob es ein Leben nach dem Tod gibt, findet reges Interesse.

Die Arbeit mit Hilfskonstruktionen

Wenn wir Kinder auf den Tod eines nahen Angehörigen vorbereiten oder ihnen die Mitteilung über einen Todesfall machen, müssen wir berücksichtigen, auf welcher Stufe sie mit ihrem Verhältnis zum Thema „Tod" stehen.

Da sehr kleine Kinder das Wort „tot" noch nicht begreifen können, ist es sinnvoll, mit Hilfskonstruktionen oder Vergleichen zu arbeiten. Wenn Kinder bereits ein totes Tier gesehen haben, können wir uns beispielsweise darauf beziehen.

> Wir können sagen:
>
> „Kannst Du Dich an den Vogel erinnern, den wir gestern gesehen haben? Er lag auf dem Boden und rührte sich nicht mehr. Der Vogel hatte einen Unfall und ist dann gestorben. (Pause) Deine Mama hatte heute morgen auch einen Unfall und ist jetzt auch tot, genau wie der Vogel, den Du gesehen hast."

Kleine Kinder werden dies sicher nicht ausreichend verstehen und werden vermutlich nachfragen, wann die Mama dann wiederkomme oder wo sie denn jetzt sei. Wir müssen ihnen dann irgendein Erklärungsmodell anbieten. Das Nächstliegende ist immer der Himmel, in dem die Mama jetzt sei. Diese Erklärung kann man wählen unabhängig davon, wie man selbst zur Religion steht, sie soll den Kindern nur als Hilfskonstruktion dienen.

Für das Kind ist die Mutter jetzt einfach weg. Wenn sie weggegangen ist, muß das – gemäß dem kindlichen Denken – einen Grund haben. Wenn Kinder alleingelassen werden, ist dies ein Liebesentzug, den sie mit Bestrafung gleichsetzen. Liebesentzug ist den meisten Kindern als Strafmethode bekannt und vertraut. Wenn die Mutter das Kind bestrafen will, dann heißt das, es hat etwas „Böses" getan.

Gründe, sich als so böse zu empfinden, daß die Mutter recht hat, es zu verlassen, findet das Kind leicht: Vor kurzem war es ungehorsam, hat mit Geschwistern gestritten, hatte einen Wutanfall, hat ein Glas zerbrochen usw. Kinder können den Grad ihres Böseseins nicht abschätzen, da sich manche Erwachsene über zerbrochene Gläser genauso laut aufregen können wie über ernsthafte Angelegenheiten. Es weiß auch noch nicht, wie es sein eigenes unerwünschtes Verhalten rechtfertigen und verstehen kann, denn ein Kind kann den Unterschied zwischen wichtigen und unwichtigen Dingen noch nicht erkennen, und in diesem Sinne haben alle Kinder „etwas Böses" gemacht.

Das Kind verbindet also das Weggehen der Mutter damit, daß es so böse ist. Vor allem Kinder im Alter bis zu 6 Jahren, einem Alter, in dem das magische Denken noch stark vorherrscht, entwickeln daraufhin starke Schuldgefühle, mit denen sie meist alleingelassen werden, da kaum jemand die Trauer von kleinen Kindern wirklich versteht. Durch das mangelnde Todesverständnis wird den Kindern meist fälschlicherweise zugeschrieben, daß sie den Verlust emotional noch nicht in vollem Umfang empfinden können. Zudem sind ihre verbalen Fähigkeiten noch nicht so ausgeprägt, daß sie sich entsprechend ausdrücken könnten. Die Folgen sind oft chronische Depressionen im Erwachsenenalter.

Um dem entgegenzuwirken, können wir nicht nur die Mutter vom Himmel aus herunterschauen lassen, wir müssen auch betonen, daß sie das Kind nach wie vor sehr liebhat, und ihm versichern, daß es nichts Böses getan habe und auch nicht daran schuld sei, daß die Mutter weggegangen ist.

„Weißt Du, jeder Mensch macht manchmal etwas Böses, das ist völlig normal, Erwachsene genauso wie Kinder. Vielleicht hast du einmal etwas getan, und Deine Mama hat Dich ganz laut geschimpft, aber deshalb ist Deine Mama nicht weggegangen. Deine Mama hat Dich ganz fest lieb."

Bei älteren Kindern ist es bereits möglich, mit ihnen ausführlicher zu sprechen und ihnen die Situation zu erklären.

Das Abschiednehmen

Ich werde häufig gefragt, ob die Kinder die Verstorbenen noch sehen sollten, eine Frage, die noch vor 30 Jahren nie gestellt worden wäre. In früheren Zeiten war es üblich, daß beispielsweise die Großeltern zu Hause gestorben sind und die Kinder alles miterlebt haben. Es war normal, daß sich die Kinder auf das Bett setzten und die Großeltern auch noch streichelten.

Aber auch Kinder sollte man danach fragen, ob sie die Toten sehen wollen, und sie, falls sie den Sterbeprozeß nicht miterlebt haben, auf den Anblick vorbereiten. Das Gleiche gilt bei verletzten Familienangehörigen. Kinder können selbst sehr gut abschätzen, ob sie die Verstorbenen noch einmal sehen wollen oder nicht, und ihr Wunsch sollte unbedingt respektiert werden.

Wie wichtig es ist, dem natürlichen Empfinden der Kinder zu entsprechen, konnte ich im therapeutischen Zusammenhang erleben, als eine junge Frau kam, die unter massiven Ängsten litt.

Als sie 9 Jahre alt war, stürzte ihr Vater, ein Bauarbeiter, vom 8. Stock eines Hochhauses. Trotz schwerer Verletzungen wurde er offen aufgebahrt. Als sich das Mädchen weigerte, ihn zu sehen, kamen vier Tanten auf sie zu, nahmen sie an den Händen und zerrten das schreiende Kind mit vereinten Kräften zu dem Sarg. Sie litt daraufhin unter schweren Schlafstörungen und hatte Nacht für Nacht Ängste, ihr Vater könne als Dämon im Schrank sitzen.

Kinder fühlen sich eher noch hilfloser als Erwachsene. Auch sie bleiben zurück mit dem Gefühl, nichts mehr tun zu können. Hilfreich ist hier die Arbeit mit Ritualen. Beispielsweise können die Kinder für das verstorbene Familienmitglied noch eine Zeichnung machen, etwas basteln oder einen Brief schreiben, der anschließend mit ins Grab geworfen werden kann. Die Kinder haben so nicht nur das Gefühl, noch etwas für die Mutter oder den Vater getan zu haben, sondern auch, daß die Verstorbenen noch etwas von ihnen besitzen und im Himmel bzw. im Grab bei sich haben.

Die Gesprächssituation

Im Gespräch mit Kindern ist eine einfache Sprache besonders wichtig. Meist haben sie vor Menschen in weißen Kitteln aufgrund früherer Erfahrungen von vornherein Angst. Deshalb sollten wir überlegen, ob wir für dieses Gespräch nicht unseren Kittel kurz ablegen können. Außerdem ist es wichtig, uns nicht nur verbal, sondern auch körperlich auf ihre Ebene zu begeben. Je mehr wir auf gleicher Augenhöhe sind, desto zugewandter wirken wir.

Vor allem wenn Geschwister sterben, müssen die Ängste der anderen Kinder mitbedacht werden. Manche Kinder bekommen Angst, nun auch bald sterben zu müssen. Deshalb ist es sinnvoll, sie, falls dies möglich ist, schon vorab behutsam auf den Tod eines Geschwisters vorzubereiten. Den Zeitpunkt, die Ausführlichkeit und die Formulierungen sollten wir vom Alter der Kinder abhängig machen. In vielen Fällen kann man auch mit einfachen Worten den Hintergrund einer Krankheit erklären und verdeutlichen, daß das Kind deshalb keine Angst haben müsse, nun auch zu sterben.

ZUSAMMENFASSUNG

- Todesbegriff beachten.
- Bei kleineren Kindern mit Erklärungsmodellen arbeiten.
- Abschiednehmen ermöglichen.
- Rituale vorschlagen.
- Schuldgefühle bedenken.
- Geschwister mit einbeziehen.

6.1.4
Gespräche mit Familien

Wenn ganze Familien kommen, um Abschied zu nehmen, ist dies einerseits einfacher, da sie sich gegenseitig zur weiteren Unterstützung haben und dadurch einiges an Verantwortung von uns abfällt, andererseits schwieriger, da wir auf mehrere unterschiedliche Gesprächspartner gleichzeitig eingehen müssen. Da wir von einem Teil der Anwesenden viel, von einem anderen weniger Feedback bekommen, kann hier leichter als in der Einzelgesprächssituation eine verwirrende und unübersichtliche Situation entstehen.

Die Sympathie

Vor allem im Gespräch mit mehreren Familienmitgliedern wird uns oft schnell deutlich, daß wir auf Menschen unterschiedlich reagieren. Einige sind uns auf Anhieb sympathisch, anderen begegnen wir mit großer Abneigung. Bei mehreren Gesprächspartnern ist es deshalb besonders schwer, allen in gleichem Maße gerecht zu werden.

Der Anblick eines Angehörigen kann große Sympathie auslösen, weil er unserem Großvater, der ein lieber gütiger alter Mann war, ähnlich sieht. Andererseits kann unser Großvater ein sehr strenger Mann gewesen sein, der immer ein wenig Angst einflößte, und diese Erinnerung kann ein unbehagliches Gefühl im Kontakt mit dem Angehörigen auslösen. Manchmal kann bereits ein Name, der mit negativen Erlebnissen besetzt ist, ausreichen, um entsprechende Assoziationen hervorzurufen.

Bei Gesprächen mit Familien spielen unsere unausbleiblichen spontanen emotionalen Reaktionen und positiven wie negativen Bewertungen eine besonders große Rolle. Wir werden in den meisten Familien uns sympathische und unsympathische Menschen finden. Instinktiv wenden wir uns dann hauptsächlich denen zu, die uns sympathisch sind, halten mit ihnen hauptsächlich Blickkontakt und sprechen sie in erster Linie an.

Diese Reaktion ist nicht nur verständlich, sondern oft auch sinnvoll, da wir durch unser zugewandtes Verhalten auch das Verhalten des Angehörigen positiv beeinflussen. Dies geht gut, solange diese Person auch eine wichtige Person im Familienverband ist. Anderenfalls kann auch in solch einer Situation Neid und Mißgunst bei anderen Familienmitgliedern aufbrechen. Zudem können Probleme entstehen, weil wir nicht entsprechend der Kommunikationsstruktur kommunizieren, die in der Familie gängig ist, indem wir uns beispielsweise an jemanden bevorzugt wenden, der nicht den üblichen Knoten der familiären Interaktion bildet.

Der erste Ansprechpartner

Nehmen wir die klassische Situation: Familie Müller kommt mit ihren beiden Kindern und der Großmutter mütterlicherseits in die Klinik. Der Großvater mütterlicherseits ist gerade gestorben. Herr Müller fühlt sich als der Hauptgesprächsführer, wird aber durch den Arzt, der sich Frau

Müller zuwendet, übergangen. Herr Müller fühlt sich zurückgesetzt und wird zunehmend gereizter, bis er dann schließlich auf einen nichtigen Anlaß hin aufbraust und den Arzt beschimpft.

Was ist passiert? Der Arzt hielt sich automatisch an die Person, die ihm am offensten, am sympathischsten oder am wenigsten einschüchternd vorkam. Was auch immer seine Motivation gewesen sein mag, sie hing sicherlich mit der Ausstrahlung der einzelnen Familienmitglieder zusammen, aber auch mit seiner eigenen Person.

Deshalb ist es wie immer sinnvoll, den Blick zunächst auf uns selbst zu richten. Wir sollten uns selbst und unsere Gefühle und unsere Reaktionsmuster im Auge behalten und darauf achten, nicht in ein unproduktives Interaktionsmuster zu geraten.

Im zweiten Schritt können wir die Familie genauer betrachten. Um den ersten Ansprechpartner ausfindig zu machen, ist es wichtig abzuklären, wer mit dem Verstorbenen in welchem Verwandschaftsverhältnis steht. Die Nähe bestimmt den ersten Ansprechpartner. In unserem Fall wäre also die Großmutter in der Familie Müller, gerade zur Witwe geworden, die erste Ansprechpartnerin. Von der Hierarchie der Nähe gibt es natürlich auch Ausnahmen, wenn jemand nicht ansprechbar ist. Die Großmutter könnte beispielsweise zu stark unter Schock stehen, zu erregt oder auch dement sein. In jedem Fall dürfen die anderen Personen nicht vergessen werden. Im Anschluß daran muß die Tochter, Frau Müller, angesprochen werden, dann Herr Müller und zum Schluß die Kinder.

Die Stolperstellen

Wenn alle Familienmitglieder so stark in Aufruhr sind, daß sie gleichzeitig durcheinanderreden, ist manchmal nicht klar, an wen man sich wenden soll. In einer derartigen Situation ist vor allem erst einmal wichtig, selbst Ruhe zu bewahren und dann zu überlegen, welches Familienmitglied am ehesten ansprechbar ist. Wir können uns zu dieser Person setzen und mit ihr erst einmal sprechen und abwarten, wie die anderen reagieren. In der Regel wirkt dieses Verhalten ansteckend. Meist wird sich der Rest der Familie auch bald hinsetzen und zuhören, vor allem da sie nicht versäumen möchten, was wir sagen.

Einzelnen Familienmitgliedern, die besonders betroffen zu sein scheinen, besonders heftig weinen oder in sich gekehrt sind, sollten wir ebenfalls eine gesonderte Aufmerksamkeit zuteil werden lassen und uns speziell an sie wenden, um unsere Hilfe anzubieten. In dem Ausmaß der Bedürftigkeit und der Ansprechbarkeit finden wir also eine parallele Hierarchie.

Dies klingt nun zunächst so logisch, daß vermutlich jeder diese Reihenfolge einhalten würde. Trotzdem gibt es an manchen Punkten Stolperstellen. Beispielsweise werden die Kinder oft vergessen, die ja ebenfalls um ihren Großvater trauern. Es kann auch geschehen, daß sich Herr Müller in einer Weise vordrängt, daß wir ihn unwillkürlich als ersten begrüßen.

Wie gehen wir nun mit jemandem um, der sich vordrängt, obwohl er in unseren Augen in dieser Situation nicht Hauptansprechpartner ist? In einer derartigen Situation müssen wir diese Person erst einmal in ihrer Bedeutung würdigen. Vielleicht haben wir uns in unserer Einschätzung, wer hier unser Hauptansprechpartner sein sollte, getäuscht, vielleicht stecken bei dem Betreffenden ganz andere Motive dahinter, von denen wir nichts wissen. Warum er sich in dieser Situation vordrängt, ob er nun letzten Endes ein niedriges Selbstwertgefühl hat, das er damit überspielen muß, oder ob er einen internen Familienstreit damit ausdrückt, oder welche Gründe es auch immer geben mag, sie dürfen für uns zunächst keine Rolle spielen. Auf jeden Fall müssen wir uns zunächst ihm zuwenden und dann eine geeignete Überleitung zum Eingehen auf die anderen Familienmitglieder schaffen. Diese Überleitung kann beispielsweise so aussehen, daß wir sein Engagement im Gespräch positiv bewerten und etwas aus dem, was er gesagt hat, herausgreifen, um daraus eine Aufgabe für ihn zu formulieren, und uns dann anderen Familienmitgliedern zuwenden.

| Arzt: | „Ich sehe, Sie haben sich schon viele Gedanken über die Erkrankung und den Tod Ihres Schwiegervaters gemacht, und Sie haben dazu natürlich noch einige Fragen. Es ist Ihnen auch wichtig, möglichst schnell alles Nötige zu regeln. Darüber müssen wir nachher noch ausführlicher sprechen. Es wäre nett, wenn Sie inzwischen für Ihre Kinder im Stationszimmer etwas zu trinken besorgen könnten, dann kann ich erst noch mit Ihrer Schwiegermutter sprechen. (Und dann zur Witwe gewandt:) Die Nachricht vom Tod Ihres Mannes muß ein großer Schock für Sie gewesen sein." |

Im Gespräch sollten wir auch überlegen, wer im Familienverband die stärkste Person ist, die unserer Meinung nach am besten die Aufgabe übernehmen kann, andere Familienmitglieder und Freunde zu informieren.

> **ZUSAMMENFASSUNG**
>
> - Auf die wichtigste Ansprechperson achten.
> - Eventuell die Reihenfolge entsprechend der Bedürftigkeit und Ansprechbarkeit wählen.
> - In chaotischen Situation sich an die ruhigsten Familienmitglieder wenden.
> - Die einzelnen Rollen würdigen.
> - Die Kinder nicht vergessen.
> - Eventuell Aufgaben delegieren.

6.1.5
Tod durch Suizid

In Deutschland sterben nach offiziellen Angaben jährlich zwischen 12 000 und 13 000 Menschen durch Suizid. Die Dunkelziffer ist wesentlich höher, da viele Suizide als ein Unfall getarnt werden. Der Tod eines Angehörigen durch Suizid ist besonders schwer zu verarbeiten. Ständig quält die Frage: „Was habe ich falsch gemacht? Was habe ich nicht gesehen?"

Die landläufige Meinung, wer von Suizid spreche, werde sich nicht suizidieren, stimmt leider nicht. Etwa 80 % der Suizidanten haben vorab ihren Suizid angekündigt. Diese Ankündigungen drücken den verzweifelten Wunsch nach Veränderung aus. Man sollte sie deshalb nicht als Erpressungsversuche abtun, sondern als Ausdruck ihres Zustands sehen. Sicher gibt es auch bewußte Versuche, Angehörige mit Suizidankündigungen unter Druck zu setzen, aber im allgemeinen sind solche Äußerungen sehr ernst zu nehmen. Die Ankündigungen sind oft indirekt formliert. Sätze wie: „Wenn das so weitergeht, bringe ich mich noch um!" oder philosophische Auseinandersetzungen über den Freitod werden meist nicht als Warnzeichen ernstgenommen.

Manchmal werden vor einem vollendeten Suizid schon mehrere Suizidversuche unternommen. Doch wenn diese Versuche keine Veränderungen im Leben nach sich ziehen, werden sie häufig so lange wiederholt, bis sie schließlich zum Erfolg führen. Nach einem gelungenen Suizid werden für die Hinterbliebenen die Alarmzeichen, die sie zuvor nicht wahrgenommen hatten, plötzlich als solche deutlich. Das löst oft starke bewußte oder unbewußte Schuldgefühle aus, obwohl die Angehörigen meist gar keine Chance hatten, die Situation des Suizidanten so zu verändern, wie er es gebraucht hätte. Außerdem ist die Ursache für einen Suizid oft eine ernste psychische Erkrankung, die nur durch eine geeignete Therapie und möglicherweise durch Psychopharmaka hätte behandelt werden können. Neben den Schuldgefühlen ist die Scham eine große Belastung für die Hinterbliebenen.

Viele Experten sehen im Selbstmord den unbewußten Wunsch, einen anderen zu ermorden. Der Mordimpuls wird jedoch als sehr bedrohlich erlebt und schließlich gegen die eigene Person gewendet, um den anderen zu schützen. Gleichzeitig lebt man aber so indirekt auch die Aggression gegen den anderen aus, indem man durch den Suizid den anderen verläßt und ihm Vorwürfe macht. Auch in anderen Suizidtheorien spielt die Aggressionsproblematik eine große Rolle.

Diese Aggression kommt bei den Hinterbliebenen zumindest unterschwellig an und löst bei ihnen bewußte oder unbewußte Wut auf den Suizidanten aus. In der Frage „Warum hast du mir das angetan?" drücken sie Aggression und Vorwurf in einem aus.

Ähnliches läuft bei allen ab, die beruflich mit Suizidanten zu tun haben. Es ist immer wieder auffällig, wie ruppig Menschen, die einen Suizidversuch überlebt haben, im Krankenhaus oft behandelt werden. Hier spielt die eigene Betroffenheit, Angst und Wut des medizinischen Fachpersonals eine größere Rolle, als allgemein angenommen wird.

Bei einem vollzogenen Suizid ist die Reaktion ein wenig anders, da die Person tatsächlich tot ist. Wir entwickeln dann eher auch Mitleid. Doch was denken wir über die Angehörigen? Halten wir sie nicht insgeheim doch auch für schuldig?

Wir müssen uns im Umgang mit den Angehörigen hier um so mehr mit unseren eigenen Gefühlen auseinandersetzen, denn wir vermitteln unbewußt unsere Einstellung weiter.

Wir können Zugang zu diesen meist tabuisierten Gefühlen der Hinterbliebenen gewinnen, indem wir z.B. sagen:

„Ich weiß, daß es schwer für Sie ist. Wenn jemand sich umbringt, bleibt man mit der Frage ‚Warum?' zurück, die man sich vielleicht nie vollkommen beantworten kann. (Pause) Es ist immer eine Mischung aus großer Verzweiflung und Wut, mit der man zurückbleibt. Das ist völlig normal."

Damit haben wir einige Gefühle angesprochen bzw. gespiegelt und machen den Angehörigen das Angebot, darüber zu reden. Sie allein entscheiden, ob sie darauf eingehen wollen oder nicht.

> **ZUSAMMENFASSUNG**
>
> • Eigene Einstellung überprüfen.
> • Den Angehörigen unser Mitgefühl ausdrücken.
> • Schuld und Scham nicht tabuisieren.
> • Angebote zum Gespräch machen.

6.1.6
Die Aufgaben der Polizei

Die Übermittlung der Todesnachricht ist für Polizeibeamte eine sehr schwere und einsame Aufgabe, zusätzlich erschwert noch durch die Ungewißheit, was auf sie zukommt. Wer wird ihnen die Tür öffnen? Vielleicht sind es Kinder, vielleicht schwerhörige alte Menschen oder Angehörige, die völlig betrunken sind. Wird überhaupt jemand zu Hause anwesend sein?

Die Vorbereitung

Zu den allgemeinen Schwierigkeiten bei der Überbringung der Todesnachricht, die ich schon beschrieben habe, kommt für Polizeibeamte – neben der Ungewißheit, wie das Gespräch verlaufen wird – auch das Problem, dieses Gespräch außerhalb des eigenen institutionellen Rahmens führen zu müssen, der Sicherheit und viele Hilfsmittel bietet. Eine inhaltliche Vorbereitung auf das Gespräch und praktische Vorkehrungen für mögliche Komplikationen mildern das Gefühl von Unsicherheit und schaffen die Voraussetzungen für eine möglichst gute Bewältigung der eigentlich unlösbaren Aufgabe.

Die praktischen Vorkehrungen bestehen vor allem darin, zuvor die Rettungsleitstelle darüber zu informieren, daß evtl. ein Einsatz nötig wird, und ein Funkgerät mitzunehmen. (Dieses sollte man jedoch nur für den eigenen Gebrauch einschalten, um Störungen im Gespräch zu vermeiden). So kann man rasch Hilfe rufen, wenn beispielsweise Angehörige mit Herzerkrankungen oder Bluthochdruck in ihrer Aufregung in einen akut bedrohlichen Zustand geraten oder wenn ein schwerer emotionaler Erregungszustand ein sofortiges Eingreifen erforderlich macht.

Für die inhaltliche Vorbereitung kann man vorab so viele Informationen wie möglich über die Ereignisse und Zusammenhänge einholen, um im Gespräch mit den Hinterbliebenen ausreichend Auskunft geben zu können. Dazu gehört zumindest, wie es zu dem Todesfall gekommen ist und wo sich der Verstorbene befindet. Die meisten Angehörigen haben in ihrem Schrecken und in ihrer Verunsicherung das Bedürfnis, etwas Konkretes zu erfahren. Je besser wir über die Hintergründe informiert sind, desto mehr emotionalen Halt können wir ihnen geben.

Wegen der vielen Unsicherheiten erscheint es sinnvoll, gemeinsam mit einem Kollegen, einem Seelsorger oder Arzt zu den Angehörigen zu gehen, um im Notfall Unterstützung zu haben. Die beste Voraussetzung ist eine eingespielte Zusammenarbeit, zumindest aber empfehlen sich klare Absprachen über die Rollenverteilung, z. B. wer das Gespräch beginnt und in welchen Situationen der andere eingreift. Vor allem in kleineren Revieren ist oft kein Kollege verfügbar. Wenn auch durch Seelsorger oder Ärzte keine Unterstützung möglich ist, kann man evtl. auch versuchen, Verwandte oder Bekannte der Familie ausfindig zu machen und sie bitten mitzukommen.

Der Gesprächsbeginn

Vor der Haustür angekommen, lohnt es sich, noch einmal tief durchzuatmen, um ein wenig von der inneren Anspannung zu lösen. Wenn die Angehörigen die Tür öffnen und einen oder zwei Polizeibeamte sehen, kommt meist sofort die Frage: „Ist etwas passiert?" Besuch von der Polizei zu bekommen, signalisiert ja bereits Unheil, der Gesichtsausdruck der Beamten kann dies noch verstärken, auch wenn sie versuchen, ihre Mimik im Griff zu haben.

Die Unvorhersehbarkeit der Reaktion macht es wichtig, die Angehörigen nach einer kurzen Begrüßung darum zu bitten, eintreten zu dürfen.

Die Nachricht sollte immer erst in der Wohnung übermittelt werden, nachdem die Tür geschlossen worden ist. Eine geschützte Atmosphäre und Diskretion werden der Situation besser gerecht als ein Gespräch „zwischen Tür und Angel", insbesondere, wenn die Angehörigen heftig reagieren. Daher sollte man nach einer kurzen Begrüßung darum bitten, eintreten zu dürfen.

> „Es tut mir leid, ich habe leider eine schlimme Nachricht für Sie. Kann ich bitte eintreten?"

Man sollte die Angehörigen bitten, aber nicht drängen, sich zunächst zu setzen, bevor sie Genaueres erfahren. Sitzen gibt im allgemeinen einen gewissen emotionalen Halt und verringert die Gefahr zu kollabieren. Deshalb sollte man zwar das Bedürfnis der Angehörigen respektieren, rasch zu erfahren, was passiert ist, und sie nicht unnötig auf die Folter spannen, sich andererseits aber auch nicht durch drängendes Fragen beirren lassen, sondern zunächst möglichst günstige Voraussetzungen für das Gespräch schaffen.

Oft ist zunächst noch nicht klar, in welchem Verhältnis die Person, die die Tür öffnet, zu dem Toten steht. Möglicherweise sind Besucher anwesend. Um sich tatsächlich an die hauptsächlich Betroffenen zu wenden und ihnen für das Gespräch einen geschützten Rahmen zu bieten, ist es sinnvoll, nachdem man sich selbst vorgestellt hat, sich zu vergewissern, mit wem man spricht und wer der Anwesenden tatsächlich zur Familie gehört. Die anderen sollte man bitten, den Raum zu verlassen.

> „Ich möchte gerne zunächst mit den Eltern allein sprechen. Bitte seien Sie so nett und lassen Sie uns für den Augenblick allein."

Der weitere Verlauf

Wie bei allen Gesprächen mit Hinterbliebenen sollte man sich ausreichend Zeit – mindestens 30 Minuten – nehmen. Bei der Aufklärung der Angehörigen sollte man sich hüten, ihnen den Unfallhergang bzw. den Ablauf des Verbrechens in allen schrecklichen Einzelheiten zu erklären. Sie müssen mit den Bildern, die man ihnen vermittelt, weiterleben.

Am Ende des Gesprächs ist zu klären, ob die Hinterbliebenen weitere Betreuung benötigen. Die Suizidgefahr ist direkt nach der Übermittlung der Todesnachricht besonders groß. Panik, Verzweiflung und Ratlosigkeit machen Hilfe erforderlich. In solchen Fällen sollte man nicht die Wohnung verlassen, ohne geeignete Kontakte, etwa zu Verwandten, Seelsorgern, Hausärzten oder Nachbarn, hergestellt zu haben.

Eine derart traumatische Situation führt oft dazu, daß der Polizeibeamte zu einer enorm wichtigen Bezugsperson wird, bei der die Hinterbliebenen Halt suchen. Deshalb sollte man die Verbindung nicht abrupt abbrechen, sich einfach verabschieden und gehen. Eine Telefonnummer, über die man erreichbar ist, signalisiert: Es gibt einen Ansprechpartner, der einen ernst nimmt und der noch erreichbar ist. Meist reicht schon diese Gewißheit aus, und nur selten melden die Hinterbliebenen sich dann tatsächlich.

Aber auch als Überbringer der Nachricht oder medizinischer Helfer sollte man Nachsorge für sich selbst treffen. Die Gespräche mit den Betroffenen, aber auch der Anblick von Unfällen, Blut, Toten und von schwer verletzten und schreienden Menschen sind eine enorme psychische Belastung. Gespräche im Kollegenkreis bieten wohl die beste Möglichkeit, loszuwerden, was bedrückt. Die Kollegen können am besten verstehen, wie schwer all diese Ereignisse Tag für Tag zu verarbeiten sind. Doch ist dieser Austausch leider nicht immer möglich, da oft Hemmungen bestehen, vor anderen zuzugeben, was einen belastet. Viele haben Angst, dann als schwach angesehen zu werden.

Neben den Vorschlägen für einen inneren Ausgleich, wie sie in Kap. 8 dargestellt werden, bietet eine Einzelsupervision eine andere Möglichkeit, wie man sich entlasten, aber auch inhaltliche Unterstützung holen kann. Im Alltag können auch Entspannungsübungen entlasten und helfen, den Streß abzubauen.

> **ZUSAMMENFASSUNG**
>
> - Sich vorab über die wichtigsten Daten informieren.
> - Rettungsleitstelle informieren.
> - Möglichst in Begleitung gehen.
> - Funkgerät mitnehmen.
> - Angehörige erst in der Wohnung aufklären.
> - Sich ausreichend Zeit nehmen.
> - Telefonnummer hinterlassen.
> - Nachsorge treffen.

6.2
Die Bitte um Organspende

Trotz eines leichten Aufwärtstrends liegt die Bundesrepublik im Vergleich mit Österreich, Belgien und den Niederlanden laut Bericht der Deutschen Stiftung Organtransplantation (DSO) von 1997 mit der Zahl der Spendermeldungen an letzter Stelle. Im Gegensatz zu diesen Ländern gab es in Deutschland bislang keine rechtliche Regelung für Transplantationen. Die damit verbundene Rechtsunsicherheit hat sich auf die Praxis sehr ungünstig ausgewirkt.

Seit Ende 1997 ist nun das Transplantationsgesetz als rechtliche Grundlage für die Organtransplantation in Kraft. Die Voraussetzungen für eine Organentnahme sind jetzt klar definiert: der Tod des Organspenders, der entsprechend dem Stand der medizinischen Wissenschaft festgestellt sein muß, und die Zustimmung zur Organspende entweder durch die Willensbekundung des Patienten in Form eines Spenderausweises oder durch die Angehörigen.

Kliniken, die die Voraussetzungen für eine Organentnahme festgestellt haben, benachrichtigen die Organisationszentrale der Transplantationszentren (Koordinierungsstelle). Diese leiten die Daten an die Organverteilungszentrale *Eurotransplant* in den Niederlanden. Alle Spendermeldungen aus den mitteleuropäischen Ländern laufen hier zentral zusammen, und auch potentielle Organempfänger sind hier mit allen wichtigen Daten über Erkrankung und Angaben über die immunologischen Merkmale, die entscheidend sind für die Verträglichkeit der Organe, registriert. Die Organe werden dem Empfänger zugeteilt, bei dem die Transplantation am dringlichsten und für den das zur Verfügung stehende Organ am besten geeignet erscheint.

Durchschnittlich werden in Deutschland jeden Tag 11 Organe transplantiert. Die Zahl der Mehrorganspenden (in 72 % aller durchgeführten Organspenden) ist dabei steigend. Nieren werden mit 63,5 % am häufigsten transplantiert, gefolgt von Leber mit 16,3 %, Herz mit 14,4 %, Pankreas mit 3,2 % und Lunge mit 2,6 % aller gespendeten Organe. 1997 gab es in Deutschland insgesamt 2044 Spendermeldungen, die zu 1079 realisierten Organspenden führten, jedoch wurden 3839 Transplantationen durchgeführt. In Deutschland ist also der Bedarf höher als die Bereitschaft zur Organspende. Deutschland bekommt also wesentlich mehr gespendete Organe aus den anderen beteiligten Staaten, als es selbst zur Verfügung stellt.

Der Hirntod

Voraussetzung für eine Organentnahme ist der Hirntod, eine Diagnose, die jedoch für die Angehörigen extrem schwer zu verstehen ist. Wie kann ein Mensch tot sein, der noch rosig aussieht und dessen Brustkorb sich noch bewegt? Daß selbst für uns trotz unseres medizinischen Wissens dieser Sachverhalt oft schwer akzeptabel ist, macht es uns noch schwerer, die Angehörigen zu informieren. Wir müssen zunächst versuchen, ihnen die physiologischen Zusammenhänge zu erklären.

Ärztin:	„Sie wissen, Ihr Mann wurde bei seinem Unfall mit dem Kopf gegen den Türholm seines Autos geschleudert. Dabei wurde sein Gehirn sehr stark geprellt. Sie wissen ja sicherlich, daß Prellungen oft anschwellen. Das ist jetzt auch mit dem Gehirn Ihres Mannes passiert. Es ist stark angeschwollen, hat aber durch die Schädeldecke nicht genügend Platz sich auszudehnen. Durch den Platzmangel ist im Gehirn Ihres Mannes Überdruck entstanden. Durch diesen Überdruck konnte das Gehirn nicht mehr durchblutet werden, und dadurch sind die Gehirnzellen abgestorben. Es tut mir furchtbar leid, Ihr Mann ist tot."

Auch wenn die Angehörigen vielleicht diese Erklärung aufnehmen und verstehen können, werden sie in den meisten Fällen noch weiter nach einem Hoffnungsschimmer suchen.

Angehörige:	„Aber man liest doch immer wieder, daß Menschen aus dem Koma erwachen, manchmal sogar nach mehreren Jahren."
Ärztin:	„Ja, das stimmt. Es wachen immer wieder Menschen aus dem Koma auf, selbst nach langer Zeit. Leider liegt Ihr Mann nicht im Koma. Bei einem Koma sind nur Teile des Gehirns betroffen. Bei Ihrem Mann ist jedoch das gesamte Gehirn abgestorben."

Die Ärztin widerspricht der Angehörigen nicht, sondern nimmt sie ernst und gibt ihr recht bezogen auf ihre Aussage. Sie bezieht sich auf das, was die Witwe zuletzt gesagt hat, und leitet auf einfühlsame Weise über auf ihre Erklärung. Sie bleibt durchgehend bei einer einfachen klaren Sprache.

Ärztin:	„Ich weiß, es ist sehr schwer zu verstehen. Kommen Sie bitte mit, ich zeige Ihnen die CT-Bilder."

Je mehr wir versuchen, den Hinterbliebenen geduldig entgegenzukommen und sie über die Zusammenhänge zu informieren, desto mehr fühlen sie sich ernstgenommen. Durch CT-Bilder, Röntgenbilder und vergleichbares Informationsmaterial geben wir ihnen mit unserer Erklärung etwas zu sehen, gehen also damit auf ihren wichtigsten Informationskanal – die Augen – ein. Diesen Kanal können wir auch verbal ansprechen, indem wir den Hirntod durch eine Metapher erklären, um durch diese Anschaulichkeit weiter anhaltende Zweifel auszuräumen.

Angehörige:	„Aber wenn er tot ist, warum atmet er dann noch?"
Ärztin:	„Ich verstehe Ihre Zweifel, aber das sind nur die Maschinen. Stellen Sie sich vor, Sie pflücken eine Blume. Sowie Sie die Blume vom Stiel abreißen, ist sie tot. Wenn Sie sie in ein Glas Wasser stellen, wird sie noch einige Tage wie lebendig aussehen, aber es ist nur eine Frage der Zeit, wann sie endgültig verblühen wird."

Der Verunsicherung können wir zudem noch ein wenig entgegenwirken, wenn wir mit den Angehörigen sprechen, schon bevor wir das Zimmer betreten, in dem der klinisch Tote liegt, und sie auf den Anblick vorbereiten. So können sie bereits mit dem Wissen um diese Zusammenhänge ans Bett treten, und es kommt gar nicht erst dazu, daß sie völlig ungläubig und entsetzt anfangen nachzufragen und uns damit in eine konfrontative Rechtfertigungssituation bringen. Dies ist natürlich kein Allheilmittel, Zweifel werden immer bestehen bleiben, aber es erleichtert die Situation ein wenig.

Die Vorbehalte der Angehörigen

Wenn der Hirntod eingetreten ist (und erst dann!), können wir die Bitte um die Organspende stellen. Für die meisten Ärzte ist dies eine sehr unangenehme Aufgabe. Nun sollen sie Menschen, die trauern, auch noch um die Organe der Verstorbenen bitten. Die meisten Ärzte fürchten, die Angehörigen noch zusätzlich zu verletzen und ihnen noch mehr Schmerzen zuzufügen.

Auch negative Darstellungen der Transplantation in den Medien spielen eine große Rolle. Für die Medien sind vor allem Katastrophen interessant, all das, was fehlschlug, wo ärztliche Kunstfehler angeprangert werden können, eignet sich gut für die Schlagzeilen und fördert die Einschaltquoten. Manche Angehörige treten regelmäßig in Talkshows auf, um ihre schrecklichen Erlebnisse ausführlich darzustellen. Horrorszenarien werden demonstriert, und so wird die Bitte um die Organspende häufig in der Öffentlichkeit mit „Organe absahnen", „ausschlachten" und dergleichen verbunden. Das Wissen um diese Negativwerbung fördert in der Regel das ärztliche Unbehagen noch zusätzlich, und wir verhalten uns, als wäre die Bitte um die Organspende eine unanständige Frage.

Tatsächlich gibt es einige Fälle, in denen Ärzte nicht mit der nötigen Sorgfalt mit den Angehörigen umgegangen sind. Häufig vermuten die Angehörigen, daß bei den Ärzten persönliches Interesse dahinterstecke, da sie selbst ihrem Patienten nebenan die Organe implantieren wollen. Sie haben demnach vor allem Angst, daß ihr Angehöriger noch nicht richtig tot sei und man ihm wegen der anderweitig benötigten Organe nicht mehr helfen wolle.

Diese Bedenken können wir ausräumen, indem wir geduldig alle Fragen beantworten und ihnen soviel Greifbares (CT-Bilder, Röntgenaufnahmen etc.) wie möglich in die Hand geben. Wir müssen den Hinterbliebenen den Hirntod erklären und evtl. auch den Verteilungsweg über *Eurotransplant* beschreiben, um ihnen damit zu vermitteln, daß wir kein persönliches Interesse an den Organen haben.

Alle diese Beschreibungen und Erklärungen können wir aber nur dann geben, wenn wir selbst der Organspende positiv gegenüberstehen. Anderenfalls würden wir unsere negative Einstellung automatisch vermitteln. Selbst wenn wir auf der verbalen Ebene versuchten, die Bitte ruhig und sachlich zu formulieren, würden wir nonverbal vermutlich andere Signale geben. In diesem Falle sollten wir Kollegen bitten, diese Aufgabe zu übernehmen. Es wäre ethisch nicht zu verantworten, aufgrund persönlicher Vorbehalte entgegen dem anerkannten Konsens in der Medizin Organe, mit denen sich das Leben anderer Patienten retten läßt, nicht dafür zu nutzen.

Die Bitte

Da in vielen Fällen keine Willensbekundung des potentiellen Spenders vorliegt, müssen wir den Angehörigen die Bitte um die Organspende stellen. Aber selbst wenn ein Spenderausweis vorliegt, sollten wir sie mit einbeziehen und sie nach ihrer Meinung fragen, denn sie müssen mit der Entscheidung weiterleben. Oft haben Verstorbene mit ihren Angehörigen darüber nie gesprochen, und nun werden diese plötzlich mit der Willensbekundung konfrontiert. Auch wenn die Angehörigen vielleicht prinzipiell der Organspende gegenüber positiv eingestellt sind, kann der konkrete Fall doch wie ein Schock wirken. In der realen Situation ändern viele Menschen ihre Meinung.

Wir müssen uns darüber im klaren sein, daß die Angehörigen in der Regel kein Interesse an einer Organspende haben. Das Interesse an der Organspende liegt bei den Ärzten, um das Leben der potentiellen Organempfänger retten zu können. Es gibt die Einschätzung, daß eine Organspende auch für die Angehörigen Sinn machen könnte. Doch wie soll man darin einen Sinn sehen, wenn man gerade einen geliebten Menschen verloren hat? Sinn wird es in dieser schrecklichen Situation vermutlich nie machen, aber einige Untersuchungen belegen, daß es für die Angehörigen nach einiger Zeit ein Trost sein kann, daß wenigstens andere Menschen durch die Transplantation weiterleben konnten. Diese Tatsache kann für uns selbst ein beruhigender Gedanke sein, ist aber meistens im Moment keine Argumentationshilfe im Gespräch mit den Hinterbliebenen.

Bei der Bitte um die Organspende spielen der Zeitpunkt und die Art und Weise eine entscheidende Rolle. Das Thema Organspende muß auf alle Fälle abgekoppelt sein von der Übermittlung der Todesnachricht. Dies müssen zwei verschiedene und völlig voneinander getrennte Schritte sein. Direkt nach Erhalt der Todesnachricht können die meisten Angehörigen kaum wahrnehmen, was um sie herum geschieht. Sie sind noch so schockiert und mit ihrem Versuch beschäftigt, die Todesnachricht zu bewältigen, daß sie mit dieser Entscheidung völlig überfordert wären.

Erst nach dem Abschiednehmen, wenn sie selbst das Signal zu weiteren Fragen oder zum Aufbruch geben, können wir die Hinterbliebenen noch einmal zu einem Gespräch bitten, um die Bitte um die Organspende zu stellen. Diese Frage kommt natürlich immer zu früh. Am besten wäre es, wenn wir die Angehörigen nach einem halben Jahr oder noch später fragen könnten, aber das ist leider nicht machbar. Ein wenig Zeit sollte dennoch vergehen, während der die Angehörigen die Möglichkeit haben, von dem Verstorbenen Abschied zu nehmen. Als Mindestzeitraum wäre eine halbe Stunde denkbar.

Wenn wir als Ärzte den Angehörigen diese Frage stellen, heißt dies, wir stellen sie vor eine Wahl. Sie können ablehnen oder auch zustimmen. Es ist wichtig, uns dies klar vor Augen zu führen, um uns selbst nicht zu sehr unter Druck zu setzen. Denn wir sind sicherlich in Gefahr, die Angehörigen überreden zu wollen, um unser Ziel zu erreichen. Ein moralischer Druck darf auf keinen Fall entstehen, die Bitte muß mit aller Vorsicht geäußert werden, damit wir die Angehörigen nicht mit Zweifeln und Schuldgefühlen belasten.

Wichtig ist der Einstieg in das Gespräch. Wir können die Hinterbliebenen zu uns ins Zimmer bitten und beispielsweise damit beginnen, daß wir sie nach ihrem Befinden fragen: „Wie geht es Ihnen jetzt?"

Das „Jetzt" gibt dem Satz eine andere Bedeutung, als wenn wir nur fragen würden, wie es ihnen geht. In diesem Jetzt steckt indirekt ein „nachdem Sie ihn gesehen haben" oder „nachdem Sie von ihm Abschied nehmen konnten." Wir bringen damit zum Ausdruck, daß die Hinterbliebenen nun bereits im Bewältigungsprozeß sind und wir durch unsere Aussage dies anerkennen und verstärken.

Wir müssen uns jetzt noch Zeit nehmen, die Hinterbliebenen von ihren Gefühlen und Gedanken erzählen und evtl. noch Fragen stellen zu lassen. Dann können wir zu unserer Bitte kommen:

> „Ich möchte mit Ihnen gerne noch etwas besprechen. Ich weiß nicht, ob Sie sich bereits mit dem Thema Organspende beschäftigt haben? (Pause) Ich stelle Ihnen die Frage, weil die Organe Ihrer Frau unverletzt sind und sie evtl. als Organspenderin in Frage käme. (Pause) Was war Ihre Frau für ein Mensch? Sie kannten sie am besten. Wenn sie entscheiden könnte, was meinen Sie, wie würde sie entscheiden?"

Durch diese Frage sprechen wir zum ersten Mal über die Verstorbene in der Vergangenheitsform und fördern damit den Trauerprozeß. Mit der Frage: „Wie würde sie entscheiden?" erleichtern wir den Angehörigen den Entscheidungsdruck ein wenig. Natürlich nehmen wir ihnen damit die Entscheidung nicht ab, aber wir ermutigen sie damit, die Entscheidung im Sinne der Verstorbenen zu treffen und sich dadurch damit nicht so allein zu fühlen.

In einer Selbsthilfegruppe für Angehörige nach einer Organspende erzählte eine junge Frau, deren 6jähriger Sohn vor der Haustür überfahren worden war, daß sie von sich aus die Ärzte auf eine Organspende ansprach. Da ihr Sohn immer so ein hilfsbereiter Junge war, war sie sicher, daß er das gewollt hätte.

Wenn wir die Bitte um die Organspende stellen, ist es wichtig, uns genügend Zeit einzuräumen, damit wir unsere Bitte in Ruhe vortragen und begründen können und die Hinterbliebenen ausreichend zu Wort kommen. Wenn wir selbst unter Anspannung stehen, strahlen wir dies unwillkürlich aus und stellen die Frage vielleicht etwas zu schnell. Je mehr sich unsere Gesprächspartner von uns unter Druck gesetzt fühlen, desto mehr Gegendruck erhalten wir. Die Reaktionen werden dann entsprechend ausfallen:

> „Ich denke gar nicht daran! Ich finde es eine Unverschämtheit, daß Sie mich so etwas fragen, wo meine Frau gerade gestorben ist!"

In der Phase des Schocks kann es passieren, daß sich die Hinterbliebenen schnell von uns angegriffen fühlen und wiederum uns angreifen. Unsere eigene Anspannung wächst daraufhin noch mehr, wir ärgern uns über die Reaktion des Angehörigen, und schon eskaliert die Kontroverse zum heftigen Streit. Zur Trauerreaktion gehört oft auch Wut. Vor allem Männer können nach wie vor gemäß dem traditionellen Klischee vom männlichen Verhalten mit ihrer Trauer eher durch Wut umgehen als durch Tränen. Zudem dürfen wir nicht unterschätzen, daß es so etwas wie einen Lustgewinn in der Wut gibt. Dieser Lustgewinn wird um so höher, je wütender der Kontrahent wird oder je mehr er sich einschüchtern läßt.

In Situationen wie im gerade genannten Beispiel müssen wir unbedingt die Eskalation rückgängig machen, sonst ist keine konstruktive Verständigung mehr möglich. Ob wir nun die Frage zu früh oder nicht sensibel genug gestellt haben, oder ob der Gesprächspartner empfindlicher reagiert hat, als zu erwarten war, wir haben ihn auf alle Fälle verletzt. Die einzige Möglichkeit, ihn wieder zu beruhigen, ist, uns zu entschuldigen. Wir müssen uns nicht für die Bitte um die Organspende entschuldigen, diese ist ja schließlich adäquat, aber für die Art und Weise können wir uns problemlos entschuldigen, ohne uns etwas zu vergeben. Wir spiegeln mit unserer Antwort zugleich seine Gefühle:

> „Bitte entschuldigen Sie, ich sehe, ich habe Sie verletzt, das war nicht meine Absicht. Es tut mir leid."

Durch unsere Entschuldigung beenden wir die kontroverse Diskussion und vermeiden, die Wut durch Widerworte weiter anzufachen. Eine derartige Antwort führt deshalb im allgemeinen rasch zur Beruhigung. Auf dieser Basis können wir erneut versuchen, sein Vertrauen zu gewinnen, auch wenn es nun vielleicht nicht mehr möglich ist, die Bitte um die Organspende zu stellen.

Wir müssen auf alle Fälle weiterhin zuhören und offen sein für Fragen. Manchmal wollen die Angehörigen wissen, welche Organe transplantiert werden können. Es ist wichtig, diese Frage vorsichtig Schritt für Schritt zu beantworten, also nicht gleich sämtliche transplantierbare Organe aufzuzählen, weil wir damit die Angehörigen in der Regel erschrecken würden. Allerdings wollen sie darüber nur in den seltensten Fällen eine genaue Auskunft haben. Falls die

Angehörigen doch nachfragen sollten, kann man beispielsweise antworten:

> „Man kann heute sehr viele Organe transplantieren. Welche Organe entnommen werden dürfen, können Sie entscheiden."

Einige Organe wie Niere oder Leber werden oft problemlos zur Transplantation freigegeben, da die meisten von diesen Möglichkeiten gehört haben oder selbst Dialysepatienten kennen. Organe wie Augen oder Herz sind dagegen sehr emotional besetzt und sollten deshalb nicht als erstes genannt werden. Selbst der Bekanntheitsgrad von Herztransplantationen durch spektakuläre Verpflanzungen seit vielen Jahrzehnten ändert nichts an der gefühlsmäßigen Blockade bei der Entscheidung. Wenn Angehörige diese Organe nicht zur Verfügung stellen, sollten wir dies auch akzeptieren, selbst wenn uns diese Entscheidung unlogisch erscheint.

Bei diesen Gesprächen kommen häufig Fragen, die zeigen, daß die Hinterbliebenen noch nicht richtig verstanden haben, daß der Verstorbene wirklich tot ist. Beispielsweise fragen sie manchmal, ob er bei der Transplantation noch Schmerzen spürt. Wenn wir bedenken, welche Angst und welcher Kummer dahinterstecken, fällt es leichter, geduldig und verständnisvoll zu antworten, ohne sie wegen ihres Unverständnisses oder ihrer momentanen geringen Aufnahmekapazität zu brüskieren oder zu beschämen.

Viele Angehörige fühlen sich mit der Frage im Moment völlig überfordert und hätten gern unsere Hilfestellung. Daher fragen sie uns oft, wie wir entscheiden würden. In solchen Situationen können wir beispielsweise antworten:

> „Wissen Sie, ich verstehe, daß Sie von mir eine Antwort möchten, aber ich glaube nicht, daß meine Antwort hilfreich für Sie wäre. Die Entscheidung muß für Sie persönlich in Ordnung sein, für Ihre Gefühle und Überzeugungen. Deswegen kann ich sie Ihnen nicht abnehmen."

Trotz unserer Offenheit für die Bedenken und Ängste der Hinterbliebenen müssen wir eine zeitliche Frist für die Entscheidung setzen, da der

Verstorbene nicht unbegrenzt stabilisiert werden kann. Wir können beispielsweise sagen:

> „Lassen Sie sich Zeit mit Ihrer Überlegung. Sie müssen nicht gleich
> entscheiden. Wenn Sie möchten, können Sie sich auch noch mit Ver-
> wandten oder Freunden besprechen. Aber es wäre schön, wenn Sie
> mir in 3 bis 4 Stunden Bescheid geben könnten."

Wenn jemand noch eine Nacht darüber schlafen will, dann muß er auch
dazu die Freiheit haben. Denn mit der Entscheidung, die die Hinterbliebenen fällen, müssen sie ihr Leben lang weiterleben, sie muß also fun-
diert sein und langfristig für sie stimmen. So wichtig es ist, daß Organe
zur Verfügung stehen, so wichtig ist zu bedenken, daß wir auch Verantwortung für die Angehörigen haben. Eine angemessen vorgetragene
Bitte um die Organspende wird von vielen mit Verständnis aufgenommen, und wenn sie ohne Zwang erfolgt, ist die Entscheidung für alle
Beteiligten langfristig stabil und annehmbar.

ZUSAMMENFASSUNG

- Erst Abschied nehmen lassen.
- Hirntod anschaulich erklären, ggf. mit Hilfe einer Metapher.
- Zeit und Geduld für Fragen haben.
- Entscheidung im Sinne des Verstorbenen treffen lassen.
- Keinen Druck ausüben.
- Entscheidung akzeptieren.
- Zeit lassen.

6.3
Die Bitte um Obduktion

> „(Die) klinische Sektion ist die letzte ärztliche Handlung zugunsten
> des Patienten und der Allgemeinheit … (Sie) dient der Qualitäts-
> kontrolle und Überprüfung ärztlichen Handelns im Hinblick auf
> die Diagnose, Therapie und Todesursache, der Lehre und Ausbil-

dung, der Epidemiologie, der medizinischen Forschung sowie Begutachtung." (Präambel §1 des Sektionsgesetzes des Bundeslandes Berlin).

Berlin hat damit als erstes Bundesland eine rechtliche Grundlage für Sektionen geschaffen. Sofern der Patient nichts anderes verfügt hat, können die Angehörigen innerhalb eines Tages der medizinisch indizierten Obduktion widersprechen.

In den letzten 10 Jahren ist die Zahl der Obduktionen von ca. 5,6 % auf ca. 1 % aller Todesfälle zurückgegangen. Eine Obduktion ist für die meisten Hinterbliebenen noch viel schwerer zu akzeptieren als die Organspende. Sie erleben sie in der Regel als eine extreme Aggression und unnötige Verletzung des Verstorbenen. Hier ist also besonders gründliche Aufklärung notwendig.

Die zahlreichen wichtigen Funktionen der Obduktion, im Berliner Sektionsgesetz aufgezählt, machen es notwendig, daß wir uns dafür einsetzen. Beispielsweise wurden nach einer Untersuchung von Höpker u. Wagner (1998) im Krankenhaus Barmbek Infektionskrankheiten vor der Sektion nicht oder nur unzureichend diagnostiziert. Das Wissen um die tatsächlichen Todesursachen ist vor allem bei älteren Menschen mit zunehmender Multimorbidität zur Verbesserung von Diagnostik und Therapie sinnvoll.

Natürlich sind für Hinterbliebene die eigenen Gefühle wichtiger als solche sozialen Aspekte. Deshalb ist es wichtig, ihnen unser Anliegen mit aller Vorsicht nahezubringen. Dabei gibt es 4 Motive, an die wir appellieren können:

1. Die meisten Angehörigen haben den Wunsch, die genaue Todesursache zu erfahren.
2. Eine Obduktion kann ihnen darin Sicherheit geben, daß der Verstorbene kompetent behandelt worden ist und auch sie als Hinterbliebene alles Richtige unternommen haben.
3. Viele Lebensversicherungen fordern in strittigen Fällen eine Obduktion.
4. Wir können ihren Beitrag zur Unterstützung der medizinischen Forschung und Lehre betonen. Vielleicht spüren sie auch Betroffenheit über die Grenzen der medizinischen Möglichkeiten, die sie bereit macht, den medizinischen Fortschritt zu fördern.

Arzt:	„Ich bin mir darüber im klaren, daß für viele Menschen der Gedanke an eine Obduktion sehr fremd ist. Im Falle Ihres Mannes möchte ich trotzdem gerne mit Ihnen darüber sprechen. (Pause) Eine Obduktion gibt uns allen die Möglichkeit, genau zu erfahren, woran Ihr Mann gestorben ist. Ihnen und uns könnte sie die Sicherheit geben, daß wir Ihren Mann nach unserem besten Wissen behandelt haben. Zudem würde es die medizinische Forschung fördern. Je mehr wir über die Krankheiten lernen, desto besser können wir Leben retten."

In Situationen, in denen wir als Ärzte fest mit dem Tod des Patienten rechnen und es für sinnvoll halten, die Angehörigen darauf vorzubereiten, können wir manchmal in diesem Gespräch schon die spätere Bitte um Obduktion vorbereiten. Im Gegensatz zur Bitte um Organspende, die wir keinesfalls vor der Feststellung des Hirntodes aussprechen sollten, wird diese Bitte von den Angehörigen im allgemeinen nicht so aufgefaßt, als wollten wir die Verstorbenen aus egoistischen Motiven „ausschlachten".

Arzt:	„Ich muß Ihnen leider mitteilen, daß der Zustand Ihres Mannes sich sehr verschlimmert hat. Ich fürchte, er hat nur noch wenige Stunden zu leben."
Angehörige:	„Kann man denn gar nichts mehr tun?"
Ärztin:	„Ich weiß, es ist unfaßbar, aber der Zustand Ihres Mannes ist hoffnungslos. Es tut mir furchtbar leid, wir können nichts mehr für ihn tun."
Angehörige:	„Wie konnte das passieren? Aber was steckt dahinter?"
Ärztin:	„Ich weiß, es ist nicht zu verstehen, und es gibt darauf keine sichere Antwort. (Pause) Die Symptome können viele Ursachen haben. Letzten Endes können wir nur durch eine Obduktion endgültig feststellen, woran genau Ihr Mann gestorben ist. Wären Sie damit einverstanden, daß wir nach seinem Tod seinen Körper öffnen und seine inneren Organe direkt untersuchen, um die endgültige Ursache zu finden?"

Je mehr Vertrauen die Angehörigen zu uns haben, je mehr Sicherheit sie spüren, daß wir uns für das Leben der Patienten einsetzen oder eingesetzt haben, desto eher können wir ihnen den Sinn einer Sektion nahebringen.

Angehörige:	„Was soll denn das bringen? Er ist ja dann sowieso schon tot."
Ärztin:	„Da haben Sie recht, Ihrem Mann können wir damit tatsächlich nicht mehr helfen. (Kurze Pause) Aber vielleicht ist es für Sie einmal beruhigend, genau zu wissen, woran er gestorben ist. Ich weiß nicht, ob er eine Lebensversicherung hat. Manchmal kommen Versicherungen und wollen die genaue Ursache wissen. (Pause) Darüber hinaus sind Obduktionen auch wichtig, damit wir unser Wissen erweitern und bestätigen können, um unseren Patienten immer besser und richtig helfen zu können. Wir stehen oft vor Rätseln und wollen dazulernen und weiterforschen. Eine Untersuchung könnte uns sehr helfen, um genauere Anhaltspunkte zu bekommen."

Auch bei diesen Gesprächen gelten die Regeln, die ich in den vorangegangenen Kapiteln dargelegt habe: Der Ton des Arztes und seine Formulierungen sollen einfühlsam sein, Pausen sind wichtig, um den Angehörigen die Gelegenheit zu geben, zu unterbrechen und nachzufragen.

Der ehrliche Umgang mit den Angehörigen ist ein wichtiges Moment, um deren Vertrauen zu gewinnen. Wir müssen ihnen Zeit lassen und das Gefühl geben, sie nicht zu überrumpeln. Je besser unser Rapport ist, desto größer ist die Chance, daß die Angehörigen zustimmen.

ZUSAMMENFASSUNG

- Angehörige über die möglichen Motive aufklären.
- Ängste bedenken.
- Vertrauen vermitteln.
- Allgemeine Gesprächsregeln beachten.

KAPITEL 7

Langfristige Begleitung der Hinterbliebenen 7

Nach dem Tod des Patienten benötigen die Hinterbliebenen oft eine langfristige Betreuung. Sie brauchen Hilfe bei der Bewältigung ihrer Trauer und bei der Orientierung in ihrer neuen Lebenssituation. Hausärzte, Seelsorger und andere Betreuer, mit denen sie bereits vor dem Todesfall Kontakt hatten, kommen dafür in erster Linie in Betracht. Ärzte, die den Verstorbenen stationär oder fachärztlich ambulant betreut haben, haben für solch eine Betreuung in der Regel keine Zeit. Falls die Hinterbliebenen sich an sie wenden, ist es erforderlich, geeignete Betreuer einzuschalten.

7.1
Bedeutung des Verlusts

Wenn Eltern oder Geschwister sterben, verändert sich – sofern die verstorbene Person nicht mit im Haushalt gelebt hat – in den meisten Fällen der Alltag der Hinterbliebenen kaum. Der Verstorbene fehlt zwar als Ansprechpartner, und viele Angehörige wünschen sich, daß sie weiterhin Kontakt haben könnten oder viele Fehler nicht gemacht hätten, aber die alltägliche Routine bleibt unbeeinflußt.

Dies verhält sich vollkommen anders, wenn der Partner oder ein Kind stirbt, Menschen, mit denen man täglich zusammen ist, hautnah alles miterlebt, was sie bewegt, um die man sich von früh bis spät sorgt und kümmert. Wenn der Partner stirbt, ist nichts mehr, wie es war. Das Leben verliert seine Normalität. Haushalt, Beruf und Freizeit sind von der Veränderung betroffen. Oft bleiben nicht einmal die alten Freunde erhalten. Viele Ehen gehen in die Brüche, wenn Kinder sterben, z. T. durch pathologische Trauerreaktionen, z. T. weil durch die veränderte familiäre Situation Eheprobleme aufbrechen, die bisher im Hintergrund standen.

Wenn die verstorbene Person pflegebedürftig war, kann es neben der Trauer auch zu einem Gefühl der Erleichterung kommen, das manchmal wiederum Schuldgefühle auslöst und dadurch über längere Zeit die Trauer beeinflußt.

7.2
Traueraufgaben

Auf der Suche nach einer Definition für das Phänomen „Trauer" findet man in der Literatur die Diskussion darüber, ob Trauer eine Krankheit sei. Engel (1961) vertritt die Meinung, daß durch das Trauma des Verlustes das Wohlbefinden in einem solchen Maße beeinträchtigt wird, daß man nicht mehr von Gesundsein sprechen kann. Wie bei anderen Krankheiten verläuft der Heilungsprozeß unterschiedlich, manches wird chronisch, und oft bleiben Narben zurück. Die Phasen der Trauer können also mit einem Heilvorgang verglichen werden, durch den schließlich wieder ein homöostatischer Zustand hergestellt wird.

In Anlehnung an Engel beschreibt Worden (1987) 4 Traueraufgaben, die Trauernde leisten müssen:

1. Den Verlust als Realität akzeptieren.
2. Den Trauerschmerz erfahren.
3. Sich anpassen an eine Umwelt, in der der Verstorbene fehlt.
4. Emotionale Energie abziehen und in eine andere Beziehung investieren.

Die 4. Aufgabe entspricht der Trauerarbeit nach der Definition von Freud (1911) und ist für die meisten Hinterbliebenen am schwierigsten zu bewältigen. Vor allem Verwitwete haben das Gefühl, ihren Partner zu verraten, wenn sie ihre Energie in eine neue Beziehung investieren. Eltern, die ihr Kind verlieren, können sich oft nicht von den Erinnerungsstücken lösen oder geben später geborenen Kindern mehr oder weniger unbewußt den Auftrag, das verstorbene Kind zu ersetzen. Diese „Ersatzkinder" bekommen manchmal sogar den gleichen Namen, Mädchen, die einen verstorbenen Bruder ersetzen sollen, werden wie Jungen gekleidet und erzogen und umgekehrt.

Einige Trauernde haben Angst davor, ihre emotionale Energie von den Verstorbenen abzuziehen, da sie dadurch in ein großes Loch fallen könnten. Wer oder was bleibt noch zu lieben, wenn nicht der Tote? Viele Trauernde brauchen Unterstützung von außen, um sich die Erlaubnis zu geben, wieder offen für anderes jenseits der Trauer zu sein und sich selbst oder gar eine andere Person lieben zu dürfen.

7.3
Auswirkungen

Bei vielen Hinterbliebenen kommt es zu Vereinsamung und gesundheitlichen Komplikationen. Beides verstärkt sich dann oft noch gegenseitig und beeinträchtigt Selbstachtung und gesunde Eigenliebe.

Nicht zuletzt, weil uns Abschiedsrituale fehlen, haben viele Menschen eine große Scheu, Trauernden zu begegnen. Es herrscht eine allgemeine Sprachlosigkeit über dieses Thema. Viele wechseln lieber die Straßenseite, als mit Trauernden zu sprechen. Aber selbst diejenigen, die noch über einige Zeit Kontakt halten, lassen oft nach ein paar Wochen die Beziehung einschlafen. Vor allem Witwen haben häufig das Gefühl, daß andere Frauen Angst haben, nun ihren eigenen Mann an die Witwe zu verlieren.

Die meisten Hinterbliebenen sprechen am liebsten über die verstorbene Person und erzählen die Ereignisse rund um den Tod immer und immer wieder. Für Freunde und Bekannte ist es manchmal eine harte Geduldsprobe, über Wochen und manchmal sogar Monate hinweg die gleichen Geschichten zu hören. Zum einen entsteht das Gefühl, hilflos zu sein, da Außenstehende ja an der Situation nichts ändern können, zum anderen entwickeln sich bei vielen Gefühle von Langeweile bis hin zur Aggression. Die wenigsten können offen über ihr Empfinden sprechen und ziehen sich schließlich zurück.

Aus diesen Gründen verlieren viele Trauernde immer mehr Kontakte. Manche sind extravertiert genug, um neue Freundschaften zu schließen, andere vereinsamen immer mehr, da sie keine Mittel zur Verfügung haben, ihre Situation zu ändern.

Parallel zur sozialen Verarmung steigt die Gefahr psychosomatischer Erkrankungen. Untersuchungen belegen, daß vor allem Herz-Kreislauf-Beschwerden enorm zunehmen. Ein Großteil der Trauernden leidet zudem unter einer allgemeinen Nervosität, fühlt sich depressiv und leidet unter Schlafstörungen.

Diese Symptome werden oft verstärkt durch eine unzureichende Ernährung. Manche Trauernde haben das Gefühl, ihr Magen sei wie zuge-
schnürt, andere sind der Meinung, daß es sich nicht lohne, für eine Person allein zu kochen. Eine aus diesem Verhalten resultierende Mangel-
und Fehlernährung verstärkt Schwächegefühl und körperliche Beschwerden weiter.

Die Einsamkeit führt zudem bei vielen zu einem erhöhten Alkohol-
konsum, und alles, was im Moment geeignet erscheint, das Geschehene
und den Schmerz vergessen zu lassen, wird konsumiert. Deshalb ist die
Suchtgefahr in der Trauerzeit sehr groß. Viele Betroffene lassen sich
Tranquilizer verschreiben und geraten in Gefahr, abhängig zu werden.

Einige versuchen, die innere Leere durch maßloses Essen auszufüllen.
Sie fühlen sich im wahrsten Sinne des Wortes „unausgefüllt". Der Verstorbene fehlt und damit viel an Zuwendung, die sie durch Nahrungs-
aufnahme kurzfristig hereinzuholen versuchen.

> „Als mein Mann gestorben war, habe ich nur noch gegessen. Ich hat-
> te zwar das Glück, Freunde zu haben, die sich um mich kümmerten,
> aber letzten Endes konnten sie mit mir auch nichts anfangen. Sie
> wußten auch nicht, was sie sagen sollten, und stellten mir alle immer
> etwas zum Essen hin. Ich habe sofort alles aufgegessen, und wenn ich
> fertig war, wußte ich auch nicht mehr, was tun, und ging zu den näch-
> sten. Ich habe in kürzester Zeit 10 kg zugenommen."

Dieses Zusammenwirken von Vereinsamung, zunehmenden Beschwerden und mangelnder Eigenliebe ist ein häufiger Teufelskreis, aus dem
viele Trauernde über Jahre nicht hinausfinden.

7.3.1
Bedeutung der emotionalen Hilfe

Für viele Verwitwete sind Ärzte die wichtigsten Bezugspersonen. Das
Gespräch mit dem Arzt ist ein wichtiger Bestandteil ihres Lebens. Vor
allem ältere Hinterbliebene haben oft keinen Menschen mehr, der sie
berührt oder streichelt. Die körperliche Berührung bei ärztlichen Untersuchungen ist für solche Menschen daher emotional enorm wichtig.
Meist ist ihnen das nicht bewußt, so daß sie aus diesem unbewußten

Motiv heraus allerlei „Wehwehchen" entwickeln müssen, um körperliche Nähe erleben zu können. Auch das Gespräch mit dem Arzt über körperliche Beschwerden vermittelt ihnen das Gefühl von Fürsorge und Aufmerksamkeit, das sie in ihrer Einsamkeit sonst vermissen.

Das Verständnis dafür, worum es diesen Patienten eigentlich geht, kann davor schützen, sie abzuwimmeln („Sie haben doch nichts!") oder ihnen unnötigerweise Medikamente zu verschreiben, wo die emotionale Wirkung des Arztbesuchs, ein längeres Gespräch oder der Hinweis auf Entspannungsübungen genügen würde. Auch wenn die Patienten von sich aus um Beruhigungsmittel oder Schlaftabletten bitten, besteht nicht immer eine Indikation dafür, oft drückt auch dieser Wunsch in Wirklichkeit das Bedürfnis nach persönlicher Zuwendung aus.

Nicht nur für den Bekanntenkreis, auch für uns Ärzte kann es schwierig sein, die Geduld aufzubringen, uns die Erlebnisse rund um den Tod des Angehörigen immer wieder erzählen zu lassen, auch wenn wir die Erzählungen schon fast auswendig kennen und wissen, wie der nächste Satz lauten wird. Geduldig und verständnisvoll auf diese Patienten einzugehen, kann aber nicht bedeuten, sich von ihnen ohne Rücksicht auf uns selbst zeitlich unbegrenzt in Anspruch nehmen zu lassen. Wir haben das Recht, diese Gespräche entsprechend unserer zeitlichen Situation und unserer Einschätzung, wieviel Zuwendung der Patient jetzt braucht, zu strukturieren. Anderenfalls würde bei uns langfristig zumindest unterschwelliger Groll entstehen, der den Umgang mit den Patienten erschweren würde und möglicherweise auch Schuldgefühle beim Patienten selbst entstehen ließe.

Wenn wir im Laufe der Zeit den Eindruck haben, daß der Patient in seiner Trauer verharrt, anstatt sie allmählich zu bewältigen, dann sollten wir ihn daraufhin untersuchen, ob eine behandlungsbedürftige pathologische Trauerreaktion oder eine reaktive Depression vorliegt und ggf. eine gezielte Behandlung anstreben. Falls dies nicht der Fall ist, sollten wir den Patienten nicht schonungslos damit konfrontieren, wir würden sonst massive Abwehr und vielleicht sogar den Abbruch der Behandlung auslösen.

Wir können Fragen stellen, die dazu beitragen, daß er sich selbst und die Situation aus einer anderen Perspektive sieht und damit der Trauerprozeß vorangebracht wird.

Arzt: „Wenn Ihr Mann Sie heute so sehen könnte, was würde er zu Ihnen sagen?"

▶

> Mit dieser Frage holen wir den Trauernden da ab, wo er steht, näm-
> lich bei seinen Gedanken um den Verstorbenen. Damit bringen wir
> eine neue Perspektive ins Gespräch, ohne daß der Patient sich
> übergangen fühlt. Seine Antwort lautet erfahrungsgemäß meist fol-
> gendermaßen:
>
> Patientin: „Er würde sagen, das Leben müsse weitergehen, ich solle
>   nicht in der Trauer um ihn steckenbleiben."

Das entlastet vor allem diejenigen Patienten, die Schuldgefühle haben,
weil sie weiterleben und wieder Freude am Leben haben, während ihr
Angehöriger sterben mußte. Dazu ist also erforderlich, daß die gefühlsmäßige Entlastung als Standpunkt des Verstorbenen auftaucht, nicht als
eine Überlegung des Hinterbliebenen oder als eine Aufforderung von
ärztlicher oder seelsorgerlicher Seite.

> Arzt: „Was haben Sie von Ihrer Frau gelernt? Was haben Sie aus
>   der gemeinsamen Zeit für sich mitgenommen? Was wollen
>   Sie beibehalten? Was wollen Sie verändern in Ihrem
>   Leben?"

Mit solchen und ähnlichen Fragen würdigen wir die vergangene gemeinsame Zeit und die Person des Verstorbenen, führen aber gleichzeitig die Zukunftsperspektive ein. Das Bewußtsein, daß innerlich etwas
Positives erhalten bleibt, erleichtert den Abschied von der Vergangen-
heit. Fragen wie diese eignen sich gut für Einzelgespräche. Aber auch im
Gruppengeschehen, beispielsweise in Selbsthilfegruppen, in denen die
Trauernden mit Gleichbetroffenen über ihren Kummer sprechen können, sind sie sehr hilfreich.

Selbsthilfegruppen oder auch professionell geleitete Gruppen für
Trauernde geben die Möglichkeit, sich untereinander auszutauschen
und einander ganz unmittelbar zu verstehen. Hier können Hinterbliebene hören, daß sie mit ihren Empfindungen nicht allein sind. Manche
befürchten z. B., verrückt geworden zu sein, weil sie für ihren verstorbenen Mann immer noch den Tisch decken und mit ihm sprechen. Es kann
stark entlasten, daß andere Betroffene sich genauso verhalten.

Im Schutz einer Gruppe können Trauernde lernen, allmählich von
ihren Angehörigen, aber auch von ihrer Trauer Abschied zu nehmen. So

merkwürdig es klingen mag: Auch die Trauer wird im Lauf der Zeit zu einem vertrauten Gefühl und einer vertrauten Haltung zur Welt, und es fällt manchen Hinterbliebenen schwer, von ihr Abstand zu nehmen. Was bleibt, wenn man sie losläßt?

Durch die soziale Einbindung in einer Gruppe fühlen sich die Trauernden allgemein wohler, werden wieder selbstsicherer und trauen sich mehr zu. Dadurch können sie mehr an Offenheit für das Leben, gesunde Eigenliebe und ein stabiles Selbstwertgefühl entwickeln. Der depressive Teufelskreis kann sich auflösen.

Meist ist zumindest für die Gründung einer Selbsthilfegruppe professionelle Unterstützung notwendig, denn die wenigsten Trauernden haben die Kraft, von sich aus eine Gruppe zu initiieren. Eine professionelle Unterstützung, etwa durch Psychotherapeuten, Seelsorger oder entsprechend weitergebildete Hausärzte, besteht darin, zunächst die Gruppe zu organisieren und zumindest einige Wochen oder Monate lang die Gesprächsleitung zu übernehmen.

KAPITEL 8

Die Entlastung der Helfer 8

Für den Umgang mit den bereits ausführlich dargestellten eigenen Schwierigkeiten kann es eine Unterstützung sein, als Helfer selbst Hilfe in Anspruch zu nehmen, denn trotz unserer Kenntnisse, Erfahrungen und Überlegungen erreichen wir nicht immer unsere Ziele. Dies kann an der komplizierten Situation, an der Persönlichkeit des Patienten oder an eigenen Schwierigkeiten mit der Problematik liegen. Diese eigenen Schwierigkeiten (Probleme im Umgang mit unserer relativen Machtlosigkeit, mit Tod und Sterben und anderen eigenen Ängsten) sind oft schwer zu erkennen und zu akzeptieren.

8.1
Unterstützung von außen

Um einen anderen Blickwinkel auf das eigene berufliche Handeln zu bekommen, hilft oft eine Supervision in Form von Einzelgesprächen oder in einer Gruppe. Hier haben wir die Möglichkeit, die eigenen Erfahrungen zu reflektieren und unsere emotionalen Konflikte mit einem größeren Abstand genauer zu betrachten. Wir lernen außerdem, die eigenen Ressourcen besser zu erkennen und einzusetzen. Wir können z. B. versuchen, unsere Ängste vor der Konfrontation mit den Angehörigen zu bearbeiten, und dabei lernen, in liebevoller und einfühlsamer Art mit den Hinterbliebenen zu sprechen. Auf diese Weise können wir sehr viel Sicherheit gewinnen. Im Gespräch mit Kollegen können wir neue Ideen sammeln und unser Verhaltensrepertoire erweitern, aber auch Psychohygiene betreiben, indem wir Aggressionen und andere Spannungen abbauen und sogar über einzelne Situationen lachen können. Nicht zuletzt dadurch bietet die Supervision die Gelegenheit, etwas Abstand zu den Strapazen des Alltags zu erlangen.

Eine besonders intensive Gruppensupervision bieten Balint-Gruppen. Sie eignen sich vor allem für die Ärzte, die sich intensiver psychotherapeutisch engagieren. In ihnen werden unter psychoanalytischer Leitung unbewußte Probleme der Patienten, ihre Übertragung auf den Arzt und seine Gegenübertragung, also seine unbewußte Reaktion darauf, bearbeitet.

8.2
Eigene Erholung

Welche Lösung wir auch immer wählen, wichtig ist, offen zu bleiben und die eigene Belastbarkeit nicht zu überschätzen. Um auf Dauer gesund zu bleiben und anderen Menschen etwas geben zu können, müssen wir auch gut mit uns selbst umgehen. Dazu gehört, uns selbst ausreichend Pausen zu gönnen und den Arbeitseinsatz auf das zu beschränken, was wir bewältigen können.

Entscheidend ist auch, daß sich nicht unser ganzes Leben um die Arbeit dreht. Der Pädagoge Johannes Rau, seit Jahren in der Betreuung krebskranker Kinder tätig, formuliert dies so: „Ich glaube an ein Leben außerhalb der Kinderonkologie."

Es lohnt sich, einmal innezuhalten und sich an das zu erinnern, was einem früher wichtig war, was Spaß gemacht hat, was man während Schulzeit und Studium gern gemacht hat, was aber inzwischen aufgrund der beruflichen Belastung zu kurz kommt oder gar ganz aus dem Leben verschwunden ist. Die Überlegung, was man außerhalb des Berufs leben kann und will, unterstützt den Entschluß, nicht nur für die Arbeit zu leben. Hobbies, kulturelle Interessen, der Kontakt mit Freunden, Engagement für außerberufliche Ziele und die Pflege der Partnerschaft gehören genauso zum Leben wie die beruflichen Aufgaben.

Manche Beiträge oder Ideen zu unserer Erholung sind nicht so schnell durchführbar und brauchen ein wenig Zeit zur Umsetzung. Manchmal müssen wir bis zum nächsten Urlaub warten, und das kann sehr lange dauern. Wir brauchen also auch im Alltag kleine Inseln, die uns gut tun und uns helfen, wieder etwas Energie aufzutanken.

Entspannungsübungen können sehr wirksam sein, um Streß abzubauen. Beispielsweise ist das Entspannungstraining nach Jacobson sehr einfach zu lernen. Ein wenig schwieriger, aber auch sehr effektiv, ist autogenes Training. Für alle, die die Neigung und die Möglichkeit haben, sich intensiv der Meditation zu widmen, kann Joga einen besonders starken Effekt haben.

Nur wenn wir als Helfer uns genügend Ruhe, Abwechslung und Freude gönnen, bekommen wir den nötigen Abstand zu unseren beruflichen Belastungen und die Kraft, uns immer wieder von neuem intensiv der Arbeit zu widmen. Nur wenn wir unsere eigene Person und unser Wohlergehen respektieren, sind wir auf Dauer unserer schweren, wichtigen und befriedigenden Aufgabe gewachsen. Wir müssen lernen, nicht nur den Patienten und Hinterbliebenen, sondern auch uns selbst mit Wertschätzung zu begegnen.

Literatur

Biener K (1985) Selbstmorde bei Kindern und Jugendlichen. Verbreitung und Verhütung. pro juventute, Zürich

Birkenbihl VF (1995) Psychologisch richtig verhandeln. Professionelle Verhandlungstechniken mit Experimenten und Übungen, 9. Aufl. mvg, München Landsberg/Lech

Bojanovsky J (1985) Einführung in die Problematik und einige wichtige Ergebnisse zum Forschungsbereich Trauer. In: Howe J, Ochsmann R (Hrsg) Tod – Sterben – Trauer. Bericht über die 1. Tagung zur Thanatopsychologie vom 4.-6. November 1982 in Vechta. Fachbuchhandlung für Psychologie/Verlagsabt., Vechta, S 330–337

Bowlby J (1983) Verlust, Trauer und Depression. Fischer, Frankfurt/Main

Deutsch H (1937) Absence of grief. Psychoanalytic Quarterly 6: 12–22

Deutsche Stiftung Organtransplantation (Hrsg) Organspende. Seminarunterlagen zum Umgang mit Trauernden.

Deutsche Stiftung Organtransplantation (Hrsg) (1998) Organspende und Transplantation in Deutschland 1997. Neu-Isenburg

Engel GL (1961) Is grief a disease? Psychosomatic Medicine 23: 18–22

Freud S (1981) Trauer und Melancholie. Gesammelte Werke Bd. X. Fischer, Frankfurt/Main

Gordon T (1992) Managerkonferenz. Effektives Führungstraining. 8. Aufl. Heyne, Hamburg

Häberle H, Niethammer D (Hrsg) (1995) Leben will ich jeden Tag. Leben mit krebskranken Kindern und Jugendlichen – Erfahrungen und Hilfen. Herder, Freiburg

Höpker WW, Wagner S (1998) Die klinische Obduktion. Deutsches Ärzteblatt 95, 25: 36–40

Howe J, Ochsmann R (Hrsg) (1985) Tod – Sterben – Trauer. Bericht über die 1. Tagung zur Thanatopsychologie vom 4.-6. November 1982 in Vechta. 2. Aufl. Fachbuchhandlung für Psychologie/Verlagsabt., Vechta

Käsler H (1994) Die langfristige Trauer bei Verlust eines Lebenspartners. Unveröff. Dissertation, Hamburg

Käsler H, Nikodem B (1996) Bitte hört, was ich nicht sage. Signale von Kindern und Jugendlichen verstehen, die nicht mehr leben wollen. Kösel, München

Köhle K, Kubanek B, Simons C (1982) Informed Consent – psychologische Gesichtspunkte. Internist 23: 209–217

Köhle K, Simons C, Kubanek B (1986) Zum Umgang mit unheilbar Kranken. In: Uexküll v (Hrsg) Psychosomatische Krankheiten. 3. Aufl. Urban & Schwarzenberg, München

Maddison D, Viola, A (1968) The health of widows in the year following bereavement. J Psychosomatic Research 68, 12: 279–306

Mittag O (1994) Sterbende begleiten. Ratschläge und praktische Hilfen. Trias, Stuttgart

Mittag O (Hrsg) (1997) Der letzte Weg. Wie wir mit dem Tod umgehen. Trias, Stuttgart

Orbach I (1990) Kinder die nicht leben wollen. Vandenhoeck, Göttingen

Parkes CM (1965) Bereavement and mental illness. Part II, A classification of bereavement reactions. Brit J of Medical Psychology 38: 13–26

Ringel E (1969) Selbstmordverhütung. Huber, Bern

Rogers CR (1988) Therapeut und Klient. Grundlagen der Gesprächspsychotherapie. Fischer, Frankfurt/Main

Saunder C, Baines, M (1991) Leben mit dem Sterben. Betreuung und medizinische Behandlung todkranker Menschen. Huber, Bern

Schäfer D, Knubben W (1996) … in meinen Armen sterben? Vom Umgang der Polizei mit Trauer und Tod. Deutsche Polizeiliteratur, Hilden

Schulz von Thun F (1981) Miteinander reden: Störungen und Klärungen. Psychologie der zwischenmenschlichen Kommunikation. rororo, Hamburg

Schulz von Thun F (1989) Miteinander reden. Stile, Werte und Persönlichkeitsentwicklung. rororo, Hamburg

Sonneck G (1991) Krisenintervention und Suizidverhütung. Ein Leitfaden für den Umgang mit Menschen in Krisen. Facultas, Wien

Stiefel F, Volkenandt M, Breitbart W (1989) Suizid und Krebserkrankung. Schweiz med Wochenschr 119: 891–895

Stubbe H (1985) Formen der Trauer. Eine kulturanthropologische Untersuchung. Reimer, Berlin

Uexküll von T (1986) Psychosomatische Medizin, 3. Aufl. Urban & Schwarzenberg, München

Watzlawick P (1991) Menschliche Kommunikation – Formen, Störungen, Paradoxien. 4. Aufl. Huber, Stuttgart

Weisman AD (1979) Coping with Cancer. McGraw-Hill, New York

Worden JW (1987) Beratung und Therapie in Trauerfällen. Ein Handbuch. Huber, Bern

Sachverzeichnis

Springer
und
Umwelt

Als internationaler wissenschaftlicher
Verlag sind wir uns unserer besonderen
Verpflichtung der Umwelt gegenüber
bewußt und beziehen umweltorientierte
Grundsätze in Unternehmens-
entscheidungen mit ein. Von unseren
Geschäftspartnern (Druckereien,
Papierfabriken, Verpackungsherstellern
usw.) verlangen wir, daß sie sowohl
beim Herstellungsprozess selbst als
auch beim Einsatz der zur Verwendung
kommenden Materialien ökologische
Gesichtspunkte berücksichtigen.
Das für dieses Buch verwendete Papier
ist aus chlorfrei bzw. chlorarm
hergestelltem Zellstoff gefertigt und im
pH-Wert neutral.

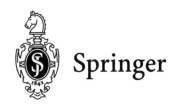 Springer

Computer to plate: Mercedes Druck, Berlin
Verarbeitung: Buchbinderei Lüderitz & Bauer, Berlin